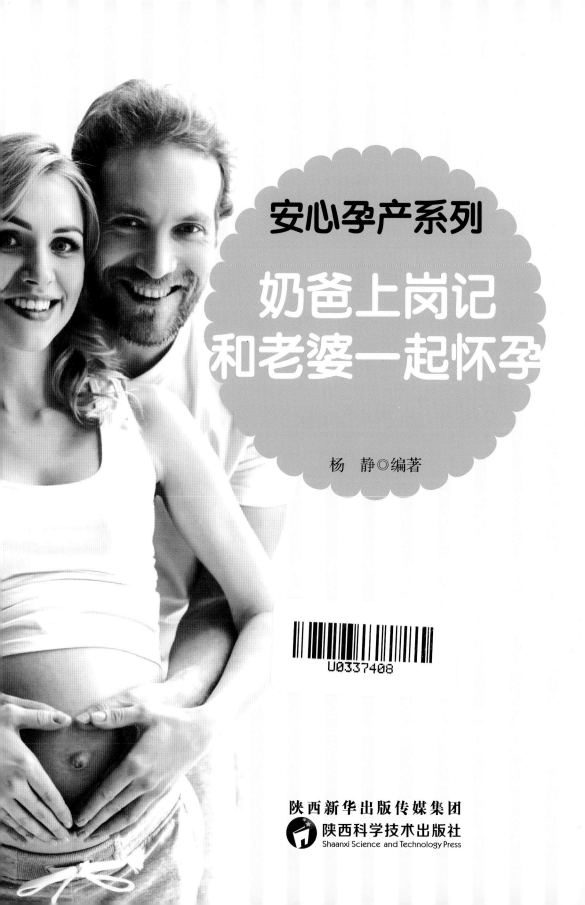

安心孕产系列

奶爸上岗记
和老婆一起怀孕

杨　静◎编著

U0337408

陕西新华出版传媒集团

陕西科学技术出版社
Shaanxi Science and Technology Press

图书在版编目（CIP）数据

奶爸上岗记，和老婆一起怀孕 / 杨静编著 . — 西安：陕西科学技术出版社，2017.7
（安心孕产系列）
ISBN 978-7-5369-6974-2

Ⅰ . ①奶… Ⅱ . ①杨… Ⅲ . ①孕妇－妇幼保健－基本知识 Ⅳ . ① R715.3

中国版本图书馆 CIP 数据核字（2017）第 081854 号

奶爸上岗记，和老婆一起怀孕

NAIBA SHANGGANGJI, HE LAOPO YIQI HUAIYUN

出 版 者	陕西新华出版传媒集团　陕西科学技术出版社
	西安北大街 131 号　邮编　710003
	电话（029）87211894　传真（029）87218236
	http://www.snstp.com
发 行 者	陕西新华出版传媒集团　陕西科学技术出版社
	电话（029）87212206　（029）87260001
文案统筹	深圳市金版文化发展股份有限公司
摄影摄像	深圳市金版文化发展股份有限公司
印　　刷	深圳市雅仕图印刷有限公司
规　　格	723mm×1020mm　16 开本
印　　张	12
字　　数	200 千字
版　　次	2017 年 7 月第 1 版
	2017 年 7 月第 1 次印刷
书　　号	ISBN 978-7-5369-6974-2
定　　价	36.80 元

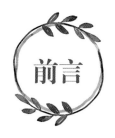

前言

亲爱的老婆：

你好！

看着你在我身边沉沉睡去的安稳模样，我内心波涛汹涌，思绪万千，于是在这个灯火阑珊的午夜，提笔给你写这封信。

我们是这个城市千千万万对普通夫妻的一员，每天在高楼大厦的水泥森林里奋斗，迎难而上，努力拼搏。我何其幸运，碰到了你——一个愿意与我共度余生的美丽女人，让我在茫茫人海中有了一个真正属于自己的角落——我们的家。

我不知道怎样用语言来表达对你的感谢，只有无数次默默在心中感恩上天的安排。上天那么慷慨，它一定是听到了我的心声，如今，又把一个小天使送给了我们。我们将要拥有自己的孩子！亲爱的老婆，你叫我如何不激动得颤抖？

接下来的10个月，这个小宝贝将会在你温暖的子宫里悄悄地成长。我知道，这将是对我们的一次考验，考验我们是否能真正承担起为人父母的责任。对此，你身上的担子很重。但是，你放心，亲爱的老婆，我绝不会让怀孕变成你一个人的事情，我会时时刻刻站在你身后，做你坚实的依靠。

从明天起，我会提前1小时起床，帮你准备好可口的早餐。家务活你就不必做了，接下来你的身子会越来越沉，家里那些活儿就交给我吧。我要多学几样美味的家常菜，让你和宝宝每天都元气满满。我还要多学点孕期知识，碰到什么异常情况能第一时间做出反应。那即将到来的十几次产检你也不用发愁，我会提前跟医生沟通，每次你只要跟着我去就行了。周末，有时间的话，我们就多去公园里走走，散散心，也跟宝宝说说悄悄话。

对了！最重要的是，老婆你要一如既往地相信我、依靠我，有什么事情要第一个跟我说。记得我们的约定，我们之间不许有秘密哦。

亲爱的，我已经准备好了，让我们共度这亲密无间的10个月吧！

爱你的老公

目录 CONTENTS

Part3 恶心厌食的孕二月

Part4 嗜睡尿频的孕三月

Part7 行动迟缓的孕六月

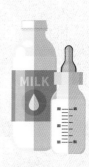

Part10 食欲大增的孕九月

Part11 准备分娩的孕十月

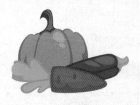

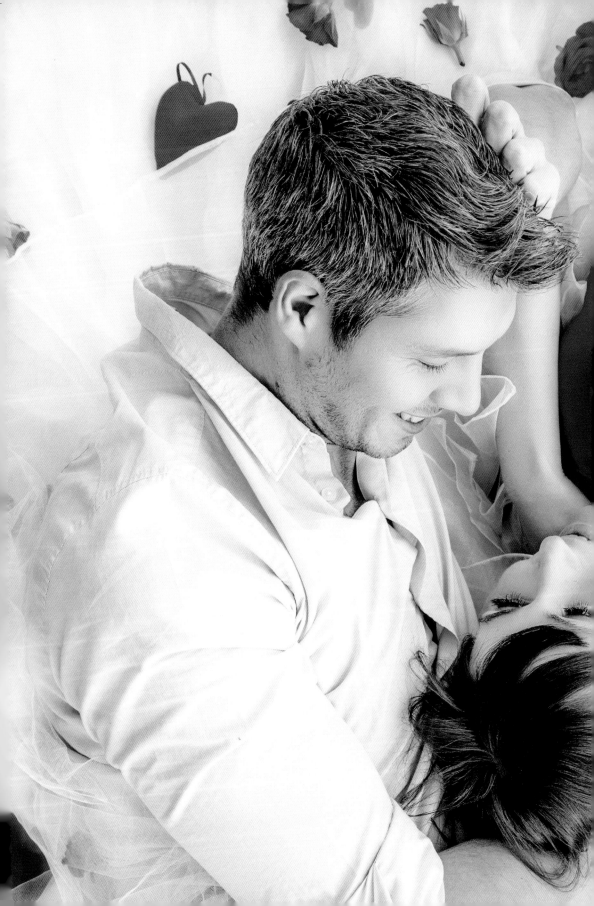

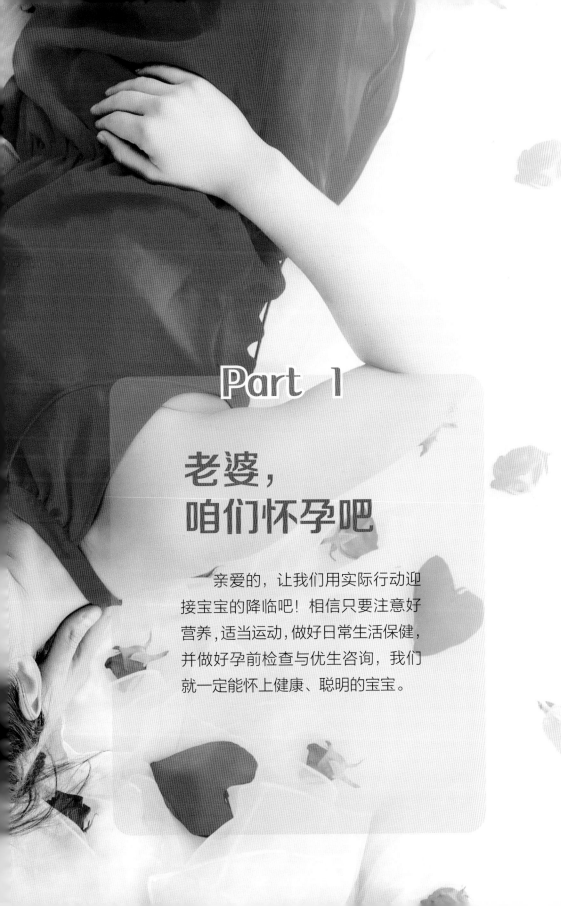

Part 1

老婆，
咱们怀孕吧

亲爱的，让我们用实际行动迎接宝宝的降临吧！相信只要注意好营养，适当运动，做好日常生活保健，并做好孕前检查与优生咨询，我们就一定能怀上健康、聪明的宝宝。

一、与老婆一起做好心理准备

老婆，能娶到你是我前世修来的福气，若能与你一起孕育属于我们的宝宝，将是我这辈子最大的幸运！

是否要宝宝，关键在沟通

生儿育女是每个家庭的头等大事，每对父母都希望自己生出漂亮、聪明的孩子。在准备怀孕之前，有许多工作需要与老公一起完成。首先是就生不生孩子、什么时候生进行深入的交流和沟通。因为怀孕生孩子是两个人之间的事，只有充分沟通之后达成共识，才能让这件事顺利进行，这样妻子也才能获得更强有力的心理支撑，并促进夫妻双方更紧密的联系。

两人在沟通的时候，不妨把心里的话都说出来，对孩子有什么样的憧憬、期待、计划，希望什么时候要孩子，暂时不想要孩子的理由是什么，孩子出生之后的养育方式等等，都可以进行交流。这样就不至于造成一方想要孩子、另一方却不愿配合的窘境。双方可以步调一致地完成"造人大计"，当孩子真正降临的时候，迎接夫妇俩的将是满满的幸福和喜悦。

所以说，是否要宝宝，关键在沟通。相信通过夫妻俩充分有效地沟通和协商，孕育一个健康、漂亮的宝宝并不是难事。

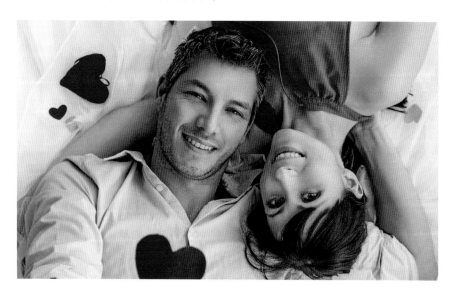

2 打消老婆的生育顾虑

决定要孩子之后，夫妻双方就要更加体贴照顾对方，提高夫妻之间的生活质量，特别是老公应该为妻子营造一个轻松快乐的环境。孩子的健康和妈妈的情绪紧密相关，因此，在准备生育的时候，老公就要带着妻子一起放松心情，参加一些轻松的活动，或者尽量让妻子去做一些自己喜欢的事。

作为承担怀孕生产重任的一方，妻子难免对即将到来的人生阶段感到恐惧和紧张。特别是第一次怀孕的女性，尤其容易对怀孕和分娩产生恐惧心理。这时候，老公就要给予她坚定的信念和支持。告诉妻子，她一定有能力孕育一个健康、漂亮、聪明的孩子，一定可以顺利分娩。而且，对于妻子怀孕之后是否会变丑、变胖的顾虑，也要帮她打消。要告诉妻子，她是自己一辈子最爱的女人，无论年轻还是年老，无论美貌还是丑陋，无论苗条还是偏胖，自己喜欢的是她这个人，而不是这些外在的条件。

在平常生活中，老公应该随时打消老婆的生育顾虑，让老婆在平静和幸福的心态中孕育一个属于自己的可爱宝宝。孕妈妈的情绪可是会影响宝宝的生长发育哦，在正面积极的情绪影响下，更能孕育一个健康的好宝宝。

3 做好倾听的准备

除了经济上、物质上的准备，一旦妻子怀孕，老公要做的准备还有很多。比如，准备好倾听妻子的倾诉。这是因为，怀孕之后，妻子的压力陡增，一方面要照顾好自己的身体，另一方面还要照顾好肚子里的孩子，加上孕期生理激素的变化，造成情绪起伏不定，且很难受控制。这时候，妻子难免会变得敏感多疑，遇到一些工作上的压力、生活中的不顺心就容易把压力堆积在心里，十分需要一个忠实的听众来听她唠唠家长里短、工作生活。而老公就是个不二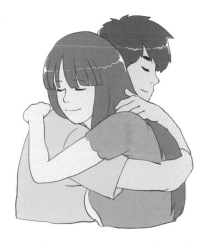人选，一来，老公更了解妻子的处境，对她知根知底，更能理解她；二来，哪怕只是做一个安静的倾听者，来自丈夫的支持和陪伴也有莫大的力量，这个最亲密的人给予的帮助是外人远远比不上的。

所以，老公对妻子怀孕后的生活要有心理准备。尽管可能老公一天的工作也很累，但是回到家切记不能对着妻子发脾气，也不要一张冷脸对着老婆。而要静下心来陪妻子聊会天，让她把心里的压抑和不痛快都酣畅淋漓地说出来，保持一个快乐、健康的心态。

二、优生优育，陪老婆做孕前检查

老婆，一想到我们将要拥有自己的孩子，我就忍不住欣喜若狂。理智、理智。在这之前，我们得去做个孕前检查，让我们的爱更科学。

1 一定要进行遗传咨询

夫妻有了生育计划后，有必要到医院检查，检查自己是否患有遗传性疾病，以免影响下一代的健康。同时，还有必要了解一些关于预防和治疗遗传性疾病的知识，加强防治观念。

因为遗传性疾病的发病率非常高，所以科学家们投入了很多的精力研究。目前科学家已经弄清楚一些疾病的发病机制，也找出治疗和预防一些遗传性疾病的方法。但是，还有许多遗传性疾病尚无有效的治疗方法，因此预防就显得特别重要。当然，这其中最重要的就是防止新生儿患遗传疾病。下面我们就来介绍一些预防方法：

◆ **怀孕前咨询**

如果夫妻有了孕育宝宝的计划，应先去医院检查，检查自己是否患有遗传性疾病。如果患有疾病，则要判断是否能怀孕，以及所患的疾病是遗传而来还是基因突变造成的。医生会对遗传性疾病做出遗传方式的判断，最后提出优生方案。

◆ **患有遗传性疾病的夫妇生育宜谨慎**

夫妇中无论谁患有遗传性疾病，其后代都可能患病，尤其是患有显性遗传性疾病的夫妻要谨慎受孕。如果经医生分析，后代的发病率非常高，那么最好避免生育。

◆ **产前诊断**

有些遗传性疾病在怀孕期就能得到确诊，如染色体疾病，也可以借助超音波检查胎儿的发育是否正常。只要尽早发现异常情况，就能及时终止怀孕。

◆ **严禁近亲结婚**

近亲结婚会大大增加遗传性疾病的发病率。近亲结婚所生的子女中，智力低下者比非近亲结婚的后代高出近4倍。

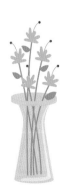

男性孕前检查项目		孕检目的	备注
常规检查项目	血常规	了解有无贫血等血液病	通过采集指血、静脉血进行检查
	尿常规	了解肾脏状态，确认有无泌尿系统感染、肾脏疾病和糖尿病等	尿样以晨起第一次的尿液为佳
	肝功能	了解目前的身体状态和营养状况，有无肝脏疾病等	需要空腹采血，检查前一晚不要吃得过于油腻
	生殖系统	检查是否有隐睾、睾丸外伤、睾丸疼痛肿胀、鞘膜积液、斜疝、尿道流脓等情况	如果出现这些情况，务必在怀孕之前积极进行治疗
	精液检查	检查精子的活动度和畸形率、精子总数等	精液的质量直接影响受精卵的质量
	前列腺液检查	检查前列腺液是否正常，有无炎症等	正常的前列腺液为乳白色，偏碱性，有炎症时白细胞数目增加，甚至会见到成堆的脓细胞
	内分泌检查	了解下丘脑—垂体—睾丸轴的功能和间质细胞的功能	通过促性腺激素释放激素或克维米芬刺激试验进行检查
特殊检查项目	TORCH 全套	检查是否感染弓形虫、风疹、巨细胞、单纯疱疹病毒	优生四项检查，正常的检查结果应为阴性
	遗传病检查	为避免后代有遗传疾病	夫妻双方有遗传病史者要检测
	性病检测	检测是否有艾滋病、梅毒等	性病具有传染性，会影响后代
	ABO、Rh 血型检查	了解备孕夫妻双方血型	女性为 Rh 阴性血、男性为 Rh 阳性血时，孕期要监测新生儿溶血问题
	染色体检查	进行基因检测分析	家族有遗传病史或夫妻双方有染色体异常者要做该检查
	睾丸活检	检查睾丸生精功能和间质细胞的发育情况	用于无精子或少精子症
	体格检查	了解男性的身体状况、机能水平的各种准确信息	该项检查孕前任何时间都可以做

3 老婆不能漏掉的孕前检查

女性孕前检查项目		孕检目的	备注
常规检查项目	身高、体重	评估体重是否达标	若体重不达标，及时调整
	血压	监测孕前血压是否正常	若血压异常，需尽早治疗
	血常规、血型	检查是否患有地中海贫血、感染或再生障碍性血液系统疾病	通过采集指血、静脉血进行检查
	尿常规	有助于肾脏疾病的早期诊断	有肾脏病者需治愈后再怀孕
	生殖系统	筛查性传播疾病，确认有无子宫肌瘤、卵巢囊肿、宫颈上皮内病变等	通过阴道分泌物、宫颈涂片及B超进行检查
	肝肾功能	检查有无肝肾的功能损伤和疾病	静脉抽血检查
	口腔检查	检查是否有龋齿、未发育完的智齿或牙周炎、牙龈炎等口腔疾病	口腔问题最好在孕前解决
	甲状腺功能	排除孕前甲状腺疾病	甲状腺病会影响后代神经发育
	内分泌检查	诊断是否存在内分泌失调等疾病	患有内分泌失调的女性需要先调理好再怀孕
特殊检查项目	乙肝五项	检查是否感染乙肝病毒	如果处于肝炎活动期，要先行治疗
	糖尿病检测	检查胰岛素水平	空腹血糖检测 / 葡萄糖耐量试验
	遗传病检查	为避免后代有遗传疾病	夫妻双方有遗传病史者要检测
	性病检测	检测是否有艾滋病、梅毒等	性病具有传染性，会影响后代
	ABO、Rh血型检查	了解备孕夫妻双方血型	当备孕女性为Rh阴性血、备孕男性为Rh阳性血时，孕期要监测新生儿溶血问题
	TORCH全套	检查是否感染弓形虫、风疹、巨细胞、单纯疱疹病毒	优生四项检查，正常的检查结果为阴性
	染色体检查	进行基因检测分析	有不良孕产史、家族有遗传病史或夫妻双方有染色体异常者要做该检查

三、贴心老公下厨房

翻炒是情感升温，煲煮是爱意绵长，我说亲爱的，把此刻跃入你脑海的美食告诉我，让我来为你制作一份浓情蜜意的美味佳肴。

营养小百科

饮食营养对备孕的成功与否至关重要。备孕期间，夫妻双方都应该改掉以往不良的饮食习惯，合理膳食，注意各种营养素的均衡摄取。

| 拒绝杀精的食品 | 顺利怀孕需要有活力的精子，因此，准爸爸在饮食上要注意避开一些会降低精子质量和数量的"杀精"食物。 |

▶ **不吃油炸烧烤类食物**。炸鸡、炸薯条、烧烤等油炸烧烤食物中含有丙烯酰胺，可导致男性少精、弱精。

▶ **不吃含咖啡因的食物**。咖啡、浓茶、可乐、巧克力等食物中含有较多咖啡因，它会让控制人体夜间活动的副交感神经受到压抑，使得准爸爸性欲减退。

▶ **不吃含反式脂肪酸的食物**。奶茶、饼干、巧克力、沙拉酱、炸面包圈、煎薄饼、奶油蛋糕、方便面等食物中多含反式脂肪酸，这种物质会减少准爸爸性激素的分泌，降低精子活性，中断精子在身体内的反应过程。

| 进食提高精子质量的食物 | 良好的精子质量决定着受精卵的质量，准爸爸在备孕阶段可以有意识地多吃一些能提高精子质量的食物。 |

▶ **多吃富含精氨酸的食物**。精子形成的必要成分是精氨酸。在鳝鱼、泥鳅、鱿鱼、带鱼、鳗鱼、墨鱼、章鱼、海参、蜗牛等食物中精氨酸含量较高，可以多吃。

▶ **多吃富含胆固醇的食物**。性激素主要是由脂肪中的胆固醇转化而来，肉类、鱼类、禽蛋中含有较多的胆固醇，适量摄入有利于性激素的合成。

多吃补益卵子的食物

保证卵子的活力有利于形成优质的受精卵，增强孕育能力，更有助于生出健康聪明的宝宝。但是，对卵子有益的食物一定要注意加以选择，因为不正确的饮食有可能损害孕力，而对的食物则有助于保持并改善孕力。下面就推荐一些能够补益卵子，提高孕妈妈受孕能力的食物。

▶ **富含抗氧化物质的食物。** 提高卵子的质量主要是要防止卵子被氧化，这与保持精子活力是一样的。孕妈妈可每天吃一些富含抗氧化物质与维生素 C 的食物。这类食物包括西红柿、橙子、苹果等新鲜蔬果。

▶ **豆浆。** 孕妈妈每天喝一杯豆浆可以起到调理内分泌的作用，坚持一个月能明显改善心态和身体素质。

▶ **其他食物。** 中国传统医学认为，红枣、无花果、熟地、山药等食物会让女性面色红润，月经规律，也可提高卵子质量，保持良好孕力。

清体排毒，打造优质内环境

人体每天都会通过呼吸、饮食及皮肤接触等方式，从环境中吸收毒素，当这些毒素在机体内蓄积时间太久而没有排出时，就会对人的健康造成危害，对孕妇和胎儿尤甚。为顺利迎接胎儿的到来，备孕的孕妈妈清理一下身体、排出毒素是必要的。通过饮食调理，安排营养又排毒的餐饮，是比较有效和温和的排毒方法。

▶ **多吃动物血。** 猪、鸭等动物血液中的血红蛋白被人的胃液分解后，可与侵入人体的烟尘和重金属发生反应，提高淋巴细胞的吞噬能力，还有补血作用。

▶ **多吃鲜蔬果汁。** 果汁中所含的生物活性物质能阻断亚硝胺对机体的危害，还能改变血液的酸碱度，有利于防病排毒。

▶ **多吃韭菜。** 韭菜富含挥发油、膳食纤维等成分，粗纤维不仅可帮助排出体内的废弃物质，还有助于吸烟饮酒的孕妈妈排出毒物。

老公

如果在怀孕前，夫妻双方或一方缺乏某种微量元素，就会使得将来胎宝宝的健康受到影响。因此，怀孕前夫妻俩要科学饮食、合理食补。

蛋白质

蛋白质是生命的基础物质，是组成人体的重要成分之一，约占人体重量的 18%，是脑、肌肉、脏器最基本的营养素。

叶酸

叶酸是复合维生素的一种，是构成红细胞的成分之一。能降低染色体异常精子的比例，降低宝宝出现染色体缺陷的概率。

维生素 C

维生素C能抗氧化，保持精子的活力，改善铁、钙和叶酸的吸收。维生素C又称为抗坏血酸，可以促进伤口愈合、增强机体抗病能力。

维生素 E

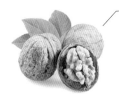

维生素 E 能防止性器官老化、使空虚的输精小管再生，增强精子活力。对氧气敏感，易被氧化，在体内可保护其他可被氧化的物质。

锌

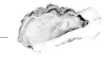

锌直接参与精子的生成、成熟、激活和获能过程。能影响垂体促性腺激素分泌，促进性腺发育和维持性腺正常机能。

钙

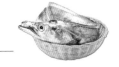

提高男性生育能力。还可维持肌肉神经的正常兴奋、调节细胞核毛细血管的通透性和强化神经系统的传导功能。

蛋白质

蛋白质是卵子的基本原料，对卵子的健康水平和提高受孕概率是非常重要的。如果备孕女性缺少蛋白质，受精的卵子也会出现营养不足的现象。

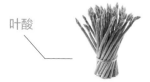

叶酸

叶酸可以促进骨髓中幼细胞的成熟，避免神经管缺陷。很多女性体内叶酸的储备是不足以供应孕早期的叶酸需求的。因此，备孕的女性需要提前吃叶酸。

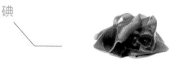

碘

人体内的碘大部分存在于甲状腺中，参与甲状腺激素合成。怀孕之后，人体内的激素水平会升高，需要储备足量的碘来维持甲状腺激素的合成。

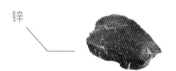

锌

锌与蛋白质的合成、细胞生长及分裂、分化有着密切的关系。缺锌会使自身的免疫力降低，容易生病，还会造成消化和吸收不良。

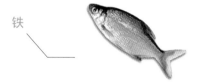

铁

铁是构成血红蛋白和肌红蛋白的原料，参与氧的运输及能量代谢。缺铁易造成缺铁性贫血，影响后面的怀孕过程。因此，备孕女性最好提前补铁。

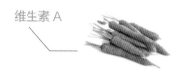

维生素 A

维生素 A 能够保证我们皮肤组织的正常形态和功能，维持正常的骨骼发育，对于备孕的女性来说，尤其是压力大或者常熬夜的女性，维生素 A 的补充必不可少。

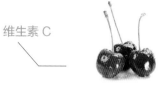

维生素 C

维生素 C 能够有效帮助备孕女性改善铁、钙和叶酸的吸收利用，摄取充分的维生素 C 便能抑制色素母细胞分泌过量的色素，而只产生必要的量，并且能将多余的色素迅速排出体外。

蒜香蒸生蚝

扫扫二维码
视频同步学

营养功效　生蚝是一种高蛋白、高锌、低脂肪、容易消化且营养丰富的食品，备孕男性食用可以增强抵抗力，提高精子活性。

原料

生蚝	4 个
柠檬	15 个
蒜末	20 克
葱花	5 克

调料

蚝油	5 克
食用油	20 毫升
盐	3 克

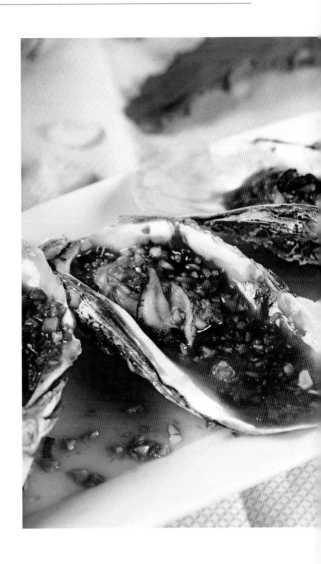

做法

1 生蚝肉，加入盐、柠檬汁，拌匀，腌渍 10 分钟待用。

2 用油起锅，倒入蒜末，爆香，放入葱花，加入蚝油，翻炒约 1 分钟，盛出备用。

3 将腌好的生蚝肉放入生蚝壳中，再淋上炒香的蒜末。

4 取电蒸锅，注入适量清水烧开，放入生蚝，盖上盖，时间调至 8 分钟。

5 蒸好的生蚝待凉后即可食用。

带鱼汤

视频同步学
扫扫二维码

营养功效 带鱼富含人体必需的多种矿物元素以及多种维生素，可用于帮助备孕男性调节身体机能，提高男性生育能力。

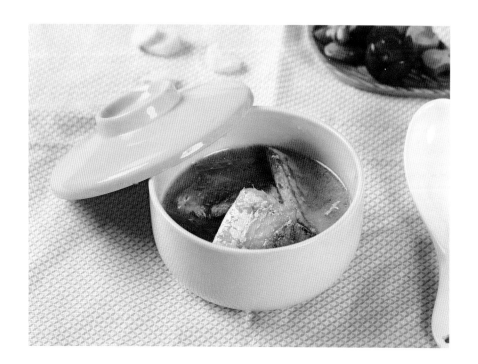

原料

带鱼块	300克
香菜	25克
姜片	适量

调料

盐	3克
鸡粉	2克
料酒	5毫升
食用油	适量

做法

1 锅中注入适量食用油烧热，下入姜片，爆香。

2 放入带鱼块，用中火煎1分钟，将带鱼翻面，继续煎1分钟至带鱼呈金黄色，倒入适量清水，盖上盖子，烧开后转小火煮20分钟。

3 揭盖，捞去浮沫后搅拌一会，以免锅中食材粘锅，淋入适量料酒，拌匀，略煮片刻。

4 加入盐、鸡粉，拌匀至入味，放入香菜段，略煮。

5 把煮好的汤料盛出，装入汤碗中即可。

凉拌芦笋

视频同步学
扫扫二维码

营养功效　芦笋是低糖、低脂肪、高纤维素和高维生素的保健蔬菜，备孕女性食用不仅能补充叶酸，还能增强抵抗力。

原料

芦笋	250克
红椒	15克
蒜末	少许

调料

盐	3克
生抽	6毫升
鸡粉、芝麻油、食用油	各适量

做法

1　将洗净的芦笋去皮，切成2厘米长的段。

2　洗净的红椒对半切开，去籽，切成小块。

3　锅中倒入适量清水烧开，加入少许食用油，倒入芦笋和红椒，煮约1分钟至熟，把煮好的芦笋和红椒捞出。

4　取一个干净的大碗，倒入芦笋和红椒，倒入少许蒜末，加入适量鸡粉、盐，再加入少许生抽，淋入少许芝麻油，用筷子充分拌匀调味。

5　将拌好的芦笋盛出，装入盘中即可。

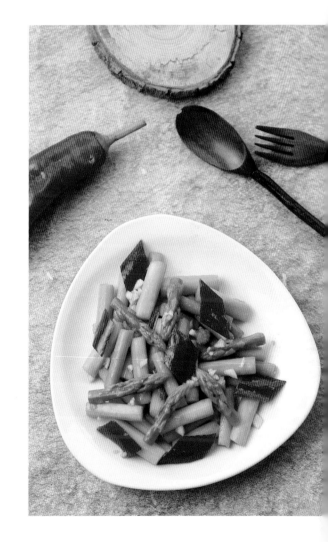

葱花鸡蛋饼

视频同步学
扫扫二维码

营养功效　鸡蛋富含蛋白质、脂肪、维生素、钙、铁、磷等多种营养物质，备孕期的女性常食鸡蛋能调理身体。

原料

鸡蛋	2个
葱花	少许

调料

盐	3克
水淀粉	10毫升
鸡粉、胡椒粉	各适量
芝麻油、食用油	各适量

做法

1　鸡蛋打入碗中，加鸡粉、盐，再加入少许水淀粉，放入葱花，加入少许芝麻油、胡椒粉，用筷子搅拌匀。

2　锅中注油，烧热，倒入三分之一的蛋液，炒片刻至七成熟，把炒好的鸡蛋盛出。

3　放入剩余的蛋液中，用筷子搅拌均匀。

4　锅中再倒入适量食用油，倒入混合好的蛋液，用小火煎制，中途晃动炒锅，以免煎煳，煎约2分钟至有焦香味时翻面，继续煎1分钟至金黄色，盛出装盘即可。

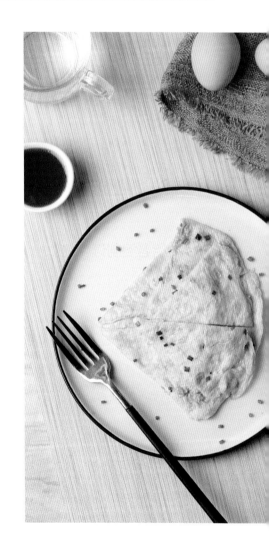

四、想生育，动起来

老婆，一想到我们将要拥有自己的孩子我就激动不已。让我们一起来激活体内的洪荒之力吧，用运动迎接健康的宝宝。

1 锻炼身体，以良好的体质受孕

运动能提高人体机能，激活体内能量，提高免疫力，让身体更加健康而又有活力，能有效改善人体的体质。对于备孕人群来说，锻炼身体更是必不可少的一门功课。孕前合理健身能改善盆腔血液循环，改善气血，增强受孕能力；健身可以提高呼吸系统功能，增强心肺机能，提高身体素质，怀上最优质宝宝；通过健身可以稳定脊柱，增强骨盆承受力，给孕中的孕妈妈和宝宝多一重安全；孕前健身能够有效预防孕期各种并发症；锻炼能增加双方的性欲以及对性的敏感性，使夫妻能从性生活中得到更多的乐趣。

2 给老婆制订孕前健身计划

在计划怀孕的 3 个月前，老公可以帮助老婆一起来制订一个科学合理的孕前健身计划，加强运动，让妻子身体更加强壮。

孕前运动应该怎样安排

运动方式： 运动要以舒缓的有氧运动为主。常见的有氧运动项目有：散步、快走、慢跑、滑冰、游泳、骑自行车、打太极拳、跳健身舞、瑜伽、做韵律操等。

运动量： 建议每周至少锻炼3次、每次30分钟，保持这种运动强度就可以调动体内抗氧化酶的积极性，起到增强体力的作用。

孕前运动要注意的几个问题

注意补充水分： 运动过程中会不断地流失水分，孕妈妈最好每隔 15～20 分钟补充一些水分，不要等有口渴的感觉后再补水。

注意运动强度： 孕前运动以运动后不会过于劳累为主，要做到量力而行，特别是做瑜伽时不要过分追求动作的标准度，以免伤害肌肉和韧带。

五、"计划"生育

孩子是夫妻之间爱情的升华，是家庭的未来和希望。亲爱的老婆，让我们用更积极的行动来迎接我们健康、聪明、可爱的宝宝吧。

◢▲▼ 打响养"精"保卫战

为了怀上健康的宝宝，准爸爸在备孕期要注意保持精子的健康和活力，远离伤害精子的生活环境和生活习惯。

戒烟戒酒要趁早

香烟里的有害物质可以通过吸烟者的血液循环进入生殖系统，使精子发生变异，增加流产、死胎和早产的发生率。为了宝宝的健康，准爸爸最好尽早（提前1年）戒烟。

准爸爸大量饮酒，会减少睾丸激素含量和精子数量。建议准爸爸从孕前10个月开始戒酒。

警惕环境中的隐秘杀手

一般情况下，阴囊的温度应该低于体温3℃，如果高于此温度，会出现死精、少精的现象。男性不要在澡堂里洗浴太久，如果停留时间太长，阴囊内的精子会被杀灭掉的。另外，厨房油烟中有几十种化学物质能致细胞发生突变，引起男性不育。因此，男性不可过量吸入厨房油烟。

远离杀精的生活习惯

准爸爸备孕期要注意不穿着紧身牛仔裤，因为这样会使睾丸温度过高，破坏精子的生存空间；不要经常洗桑拿浴，室温高达70～80℃，很容易造成"死精"；不宜长时间骑赛车，防止睾丸和前列腺长时间受挤压。

远离导致不育的工作环境

工作环境对男性生育的影响也不可忽视。以下几种工作就容易导致不育：一线劳工腰不好性欲差；电脑族男性久坐、辐射降低生育能力；熬夜族男性极易内分泌失调；应酬多的男性易患高血脂、高尿酸血症，导致不育。

2 保障卵子的质量

备孕不是准爸爸一个人的战斗，保证卵子的质量也是怀上健康宝宝的重要条件。所以，如何帮助老婆以更好的状态怀孕也是准爸爸要做的功课。

创造适宜生育的居家环境

除螨灭蟑，做好清洁大扫除。螨虫、蟑螂都是令人讨厌的害虫，对人体都有危害。尤其是蟑螂，不仅携带多种病菌，传播多种疾病，还会使人出现过敏反应，如过敏性哮喘、皮炎等。所以，准爸爸要在老婆怀孕前将它们消灭掉。如果等到怀孕了再来除螨灭蟑，就有点晚了。此外，给居室来一个彻底的大扫除是必不可少的，尤其是桌子、屉子，因为蟑螂喜欢在那里产卵。

将可能绊脚的物品重新放置，以免怀孕时被绊倒，也能留出更多空间。

整理一下衣柜以及厨房，将经常使用的物品放在孕妈妈站立时便于取放的地方。

将家里的晒衣架或者晒衣绳适当调低，方便怀孕时晾衣服。

还可以在卫生间以及别的容易滑倒的地方放上防滑垫，在马桶附近安装扶手，方便怀孕时动作变笨拙的孕妈妈坐下并站起来。

减轻老婆的家务负担

除了打造一个适宜生育的居家环境，准爸爸还可以在生活上多关心妻子。尤其是现在家庭里做家务的一般都是女性，而女性在工作之外还要承担大部分的家务活，实在是很辛苦。在备孕期间，因为性生活要消耗一定的体力，如果身体疲劳或精神疲惫时同房，会影响性生活质量，如果此时受孕，还会影响宝宝的正常发育。因此，准爸爸此时应主动站出来承担一部分家务劳动，减轻老婆的负担。

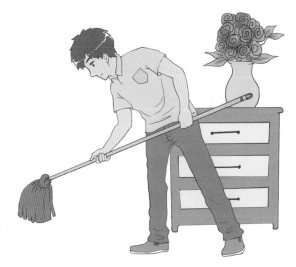

3 跟宠物说拜拜

宠物能给生活带来很多乐趣，但是在与宠物的亲密接触中，人体很有可能会感染上一种叫作弓形虫的寄生虫。一旦孕妈妈感染上，很容易导致胎儿发育畸形或智力低下。所以，在准备要宝宝时，不如暂时将宠物交给其他人去养，或者将宠物送人。

几乎所有的哺乳动物与鸟类都携带有弓形虫，其中又以猫最为突出。弓形虫是一种肉眼看不见的小原虫，体形比细菌大一点点，粗 2 ~ 3 微米，长 5 ~ 6 微米，因为形似月牙而得名。这种原虫进入到人或动物体内就会引起弓形虫病。研究发现，猫与其他猫科动物是弓形虫的终宿主。当人在和小动物嬉闹时，身体的部位被小动物舔到就有可能会被传染。除与小动物接触会被传染外，接触动物的粪便也会被传染。弓形虫卵囊会随着动物的粪便被排出体外，干燥后形成只有通过显微镜才看得见的"气溶胶"随风飘散，可经出呼吸道进入人体，之后通过血液播散到全身，使人感染上弓形虫病。

所以，最好在备孕期就送走宠物，如果实在是舍不得将宠物送走，那么就一定要小心谨慎，加强防范。由于弓形虫的卵在 24 小时内不会传染，所以宠物的粪便以及食盘最少要每天清理一遍，孕妇最好不要接触宠物粪便。同时，为宠物专门准备的食盘要与家里别的器具分隔开；经常清洗宠物的卧具及垫布，经常给宠物洗澡，当然这些事情最好都不要由孕妈妈来做，而由准爸爸代劳；不要让宠物舔孕妈妈，尤其不要舔脸；与宠物保持一定的距离，不要让宠物进入卧室，更不要和宠物共寝；注意宠物是否有生病的迹象，一旦发现苗头，应立即送到宠物医院医治。

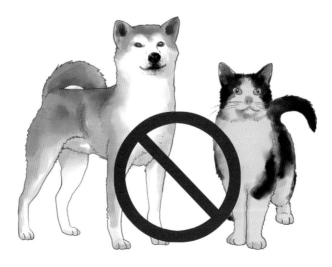

4 关注老婆的用药安全

对孕妈妈来说，由于一些药在人体内停留和发生作用的时间比较长，如果在孕前3个月内服用了某些药物，可能会对胎儿产生不良影响，严重的需终止怀孕。另外，由于怀孕早期，孕妈妈的身体变化不明显，也没有早孕反应出现，因此很容易在不知道怀孕的情况下服用了某些"孕妇禁用"的药物，可能导致流产或伤害非常脆弱的胎儿。

一般情况下，孕妈妈在停服药物20天后受孕，对胎儿的影响较小，比较安全。但由于各种药物的药理作用不同，所以不能一概而论，20天只是个底线。

吗啡、氯丙嗪、红霉素、利福平、解热止痛药、环丙沙星、酮康唑、安眠药等要避免使用；孕妈妈若长期口服避孕药，应在停药后6个月再怀孕；激素及某些抗生素、止吐药、抗癌药会对女性生殖细胞产生影响，孕妈妈不要服用。

5 夫妻双方在孕前要治愈这些疾病

为了生育一个健康、聪明的宝宝，准爸爸和孕妈妈都要有一个好的身体才行。有些疾病会影响怀孕的过程和结果，为了慎重起见，如果患有一些不宜怀孕的疾病，应该积极治疗，待康复后再怀孕。

贫血	贫血是一种女性常见病，严重贫血不仅会给孕妈妈带来痛苦，而且会对胎儿发育造成不利。建议孕妈妈在贫血症状基本被纠正之后，再来怀孕。
高血压	高血压患者怀孕后容易出现妊娠期高血压综合征，患有慢性高血压的孕妈妈在怀孕后期可能很难控制血压的急剧变化，会使胎儿营养供应受到影响，易发生胎盘早剥。如孕前患有高血压，应进行合理治疗，把血压控制在允许的水平后再怀孕。
肾脏病	患有严重肾脏病的女性不宜怀孕，否则容易出现妊娠期高血压综合征，而且往往比较严重，易出现早产、流产等。症状较轻且肾功能正常的孕妈妈经医生允许可以怀孕，但要经过合理治疗，必须把水肿、蛋白尿和高血压等主要症状控制住。

肝脏病	肝脏在怀孕后的负担增加，如果肝脏有病，会使病情加重，还容易出现妊娠期高血压综合征。因此，应在肝病治疗好转之后再考虑怀孕，且孕期一定要加强监护。
糖尿病	糖尿病患者如果怀孕，病情往往变化很大。一般，怀孕会加重糖尿病的病情，而且危害胎儿，如果治疗不及时或发生其他感染，很容易出现酸中毒，发生危险。糖尿病患者的怀孕问题要根据病情程度不同区别对待。
心脏病	所有患心脏病的女性都必须经医生允许方可受孕，因为心脏病患者在孕晚期很容易因心脏负荷过重而心力衰竭。
急性传染病	如果夫妻一方或双方患有急性传染病，如流感、风疹、传染性肝炎、活动性肺结核、病毒性脑炎、伤寒、麻疹等时，不应马上受孕，应先治愈，否则容易造成胎儿畸形。

6 了解妻子的排卵日

在排卵期进行性生活，受孕概率往往比较大。因此，准爸爸必须提前了解一下妻子的排卵日。一般而言，大部分妇女在下次来月经前2周左右（12 ~ 16天）排卵。为了更准确，可以通过基础体温测量的方式来测试排卵期。由于女性的基础体温会发生周期性变化，排卵一般发生在基础体温上升前由低到高上升的过程中，排卵后基础体温升高则表明排卵已经发生。基础体温处于升高水平的3天内就是最佳的“易孕阶段”。此外，还可以观察宫颈黏液。接近排卵期的黏液如鸡蛋清状，拉丝度高，不易拉断，出现这种黏液的最后一天 ±48 小时之间是排卵日，因此，在出现阴部的湿润感时即为“易孕期”，计划受孕应选择在排卵期前的“湿润期”。

学会"择期"造人

要想怀上健康的宝宝，除了把握营养和环境，做好各种准备工作，还要注意选择恰当的时机，"择期"造人。在最佳的受孕时间和最佳的生育年龄受孕，可以达到优生优育的目的。那么如何挑选合适的时机受孕呢？女性的最佳生育年龄在24～30岁，生殖器官、骨骼及高级神经系统已经完全发育成熟，卵子质量较高，怀孕后，胎儿的生长发育较好，生产时也能减少危险。而男性的最佳生育年龄则是30～40岁。在合适的年龄受孕，还要注意季节等其他时间因素。

许多人认为在夏秋季节怀孕是最好的。因为每年的7～9月，流行病相对较少，气候温度适宜，蔬菜、水果较为丰富，营养摄取更好。而春天是各种病毒性疾病流行的季节，天气较为寒冷，胎儿缺陷率高。备孕夫妻们不妨在春季开始备战，争取在秋季双方的健康状况都达到最佳，从而确保健康受孕。

另外，在不疲劳且身心愉悦的情况下受孕，会使内分泌系统分泌出大量有益健康的酶、激素和乙酸胆碱等，这有利于形成高质量的受精卵。如果其中一方身体欠佳或情绪不好，都会影响精子或卵子的活力，从而影响受精卵的着床和生长，严重的甚至可能导致流产或影响胎儿脑神经的发育。

夫妻双方在准备受孕前，性生活不要太频，也不要太少，这样都不利于受孕。性生活过多会使精液稀薄，精子数量少，不利于受孕，而性生活太少又会导致精子老化，缺乏活力。受孕前，夫妻双方一定要睡眠充足，心情开朗，最好停止性生活5～7天，以保证精子的活力。

还有科学研究表明，怀孕最好避开太阳黑子高峰年。因为，太阳黑子爆发时对人体将造成很大的冲击，不但会影响受精卵的着床，而且可能导致孩子出生后智力不足。

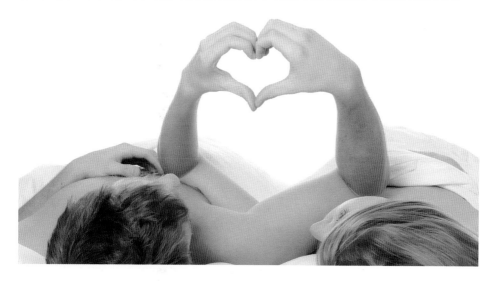

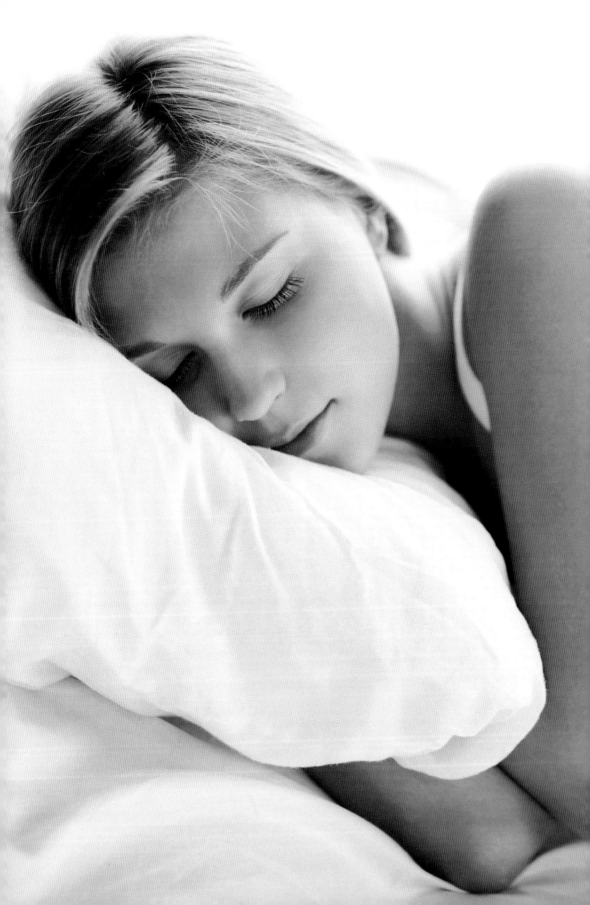

Part 2

不知不觉的
孕一月

老婆，虽然你现在还没有感觉，但是小天使却已经在你子宫里面了，千真万确！从现在开始，我们要万事小心了，这个小家伙现在尚未站稳脚跟，需要我们加倍地呵护。

一、老婆和宝贝的变化

亲爱的老婆，我们有宝宝了！我想大肆庆祝，我想告诉全世界，我要当老爸啦！谢谢你，老婆！

在本月第 3 周左右，孕妈妈才正式怀孕。此间，孕妈妈的身体基本没有变化，大多数人并不知道自己已经怀孕了。一些敏感的孕妈妈能感觉到身体乏力、精神疲倦，或出现感冒、便秘等症状。基础体温持续偏高。本月后期，孕妈妈可能还会出现轻微的流血现象，这是受精卵着床后引起的出血，是正常现象。

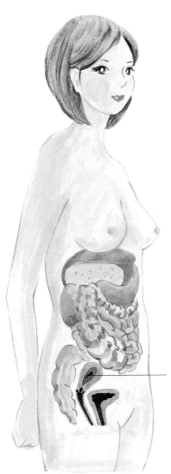

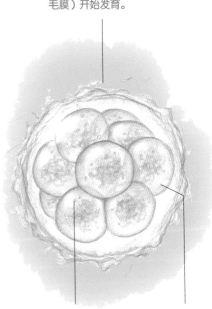

原始的胎盘形成，胎膜（绒毛膜）开始发育。

胚胎在子宫内"着床"，胎宝宝心脏开始跳动。

受精卵不断分裂，一部分形成神经组织，另外一部分则形成大脑，并开始发育。

精子经过"淘汰赛"后脱颖而出，与卵子结合，形成受精卵。

二、陪老婆做产检

老婆别任性，自检的结果只能作参考，想要确诊怀孕还是得到医院去检查。走，老公陪你一起去确认这件高兴的事情！

1 尿检验孕最好用晨尿

孕妈妈的晨尿比较浓，所含的激素量多，收集晨尿送检检查结果会比较准确。所以，去医院检查前，不要排尿。为了提高实验的阳性率，在前一夜还应尽量减少饮水量。收集晨尿时要留取中段尿，取 10 毫升后，迅速送去化验，不要耽搁过久，否则会影响化验结果的准确性。

2 抽血验孕最准确

血液检查与尿检的原理相似，都是通过体内 HCG 的变化来判断是否怀孕。这是目前最早，也是最准确的测试是否怀孕的检查方式。血 HCG 检查一般是在性生活后 8～10 天进行，可明确是否怀孕。正常妊娠时，滋养细胞在受精卵着床后数日便开始分泌 HCG。随着孕周增加，血清 HCG 值逐渐升高，1.7～2 天即可增长 1 倍，至妊娠 8 周达到最高峰，持续 1～2 周后逐渐下降。在妊娠中晚期，HCG 仅为高峰时的 10%。

3 不要急着做 B 超

虽然 B 超检查是简便易行的验孕方法，但需要等到受精卵在子宫内着床发育以后才能查出来。所以，B 超检查适合孕 5 周以后做。

B 超检查时，用一个超声探头在腹部检查，如果在屏幕上见到幼小的胚胎囊，就表示怀孕了。早孕 B 超检查，一方面可以确诊是否怀孕，另一方面可以判断是宫外妊娠还是宫内妊娠。

B 超是超声传像，不同于电离辐射和电磁辐射，对人体没什么伤害，但也不是绝对的安全。所以，整个孕期不可以随意地做 B 超检查而没有时间和次数的限制。孕期到底需要做多少次 B 超检查要依据具体情况而定，正常情况下，孕妈妈在怀孕期间要做 5 次 B 超检查。

三、贴心奶爸下厨房

从进入厨房的那一刻开始，我就肩负着为你和宝宝烹饪美食的责任，这无关经验和立场，一切只是源于情深意重的爱。

◢1 营养小百科

孕妈妈对营养的摄入直接影响着胚胎的发育质量。因此，怀孕第 1 个月要结合受孕的生理特点进行合理的饮食安排。

营养均衡	三餐定时定量
怀孕期间，孕妈妈需要从饮食中摄取所需的各种营养素，不同的食物所含的营养成分及比例各不相同，因此，准爸爸给孕妈妈准备的饮食不可单一和重复，每天的饮食要尽量多样化，既相互搭配又富于变化，还要保持营养均衡。	准爸爸不要让孕妈妈将吃饭时间拖得太长，也不要狼吞虎咽。最理想的吃饭时间为早餐 7 ~ 8 时，午餐 12 ~ 13 时，晚餐 18 ~ 19 时。每顿饭最好用 30 分钟左右吃完。如果中饭不能在家吃，准爸爸最好能提前给孕妈妈做好爱心便当。

清淡饮食	保障孕妈妈的饮食
怀孕后，孕妈妈因激素变化会使胃口改变，有可能常常会喜欢咸菜等此类口感较重的食物。此时的准爸爸一定要采取劝告以及监督的方式，帮助孕妈妈改掉重口味的习惯。	在怀孕期间，饮食安全是重中之重，准爸爸要保障孕妈妈的饮食安全。尽量给孕妈妈选用新鲜天然的食品，避免进食含添加剂、色素、防腐剂的食品，如罐装食品等。

２ 关键营养素

孕 1 月是孕早期的头一个月，宝宝不知不觉的到来了。这一阶段的饮食营养一定要跟上，既要保证孕妈妈有足够的营养，也要保证孕妈妈为宝宝的到来做足了营养储备。

蛋白质

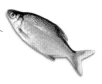

为了保证营养需求，孕早期的蛋白质供给不仅要充足，还要优质。因为孕早期胚胎的生长发育、胎盘的增长、羊水的生产、母体需求量的增大等都需要蛋白质的补充。

碳水化合物

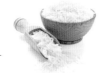

女性怀孕之后代谢增加，心肌收缩力、脑力活动和红细胞代谢等都要依靠葡萄糖提供能量。所以，孕早期必须保证每日摄入充足的碳水化合物。

锌

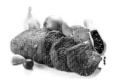

锌在人体蛋白质和核酸的合成、细胞的分裂、细胞的分化和生长过程中都是不可或缺的。怀孕初期是胚胎发育的关键时期，此时的锌更不能少。

铁

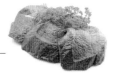

胎儿血液中的血清铁、血红蛋白及血铁蛋白水平随着孕妈妈血液中此类物质的增加而增加。如果缺铁，不仅影响孕妈妈自身铁的营养状况，还会影响宝宝的生长。

叶酸

孕早期是胎儿器官系统分化、胎盘形成的关键时期，细胞生长、分裂十分旺盛。此时叶酸缺乏可导致胎儿神经管畸形，发生唇裂或腭裂，甚至出现无脑儿、先天性脊柱裂等。

水

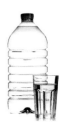

水对于人体有"内洗涤"的作用。怀孕期间由于胎儿的需要，体内水分增加，血液稀释，孕妈妈对水的需求量比平时大。因此，孕妈妈应该多喝水。

3 爱心食谱推荐

椰子油蒸鱼

视频同步学
扫扫二维码

营养功效 黄脚立鱼肉质细嫩，含有优质蛋白、多种维生素等营养成分，具有健脾养胃的功效，适合孕一月的孕妈妈食用。

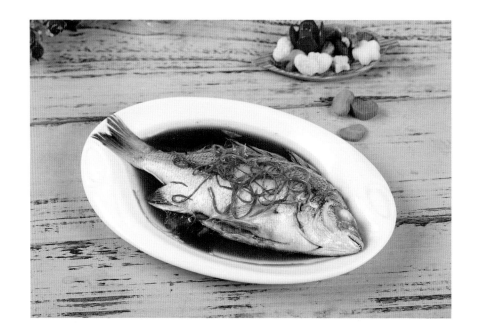

原料

黄脚立鱼	200 克
生粉	5 克
葱段	适量

调料

椰子油	3 毫升
料酒	3 毫升
简易橙醋酱油	20 毫升

做法

1 取一部分洗净的葱段拦腰切成段，另外一部分葱段对折，切成细丝。

2 往处理好的黄脚立鱼两面淋上料酒，加入生粉，抹匀，腌渍 10 分钟。

3 将腌渍好的鱼放入蒸盘中，撒上葱段，浇上椰子油，待用。

4 电蒸锅注水烧开，放入鱼，加盖，蒸 10 分钟。

5 揭盖，将蒸好的鱼取出，撒上葱丝，浇上简易橙醋酱油即可。

虾菇油菜心

营养功效 此道菜品中含有较多的叶酸，有助于维持孕妈妈体内的叶酸水平。此外，它还含有较多膳食纤维，有助于排出体内的毒素，改善孕妈妈的新陈代谢。

原料

小油菜	100克
鲜香菇	60克
虾仁	50克
姜片、葱段、蒜末	各少许

调料

盐、鸡粉	各3克
料酒	3毫升
水淀粉、食用油	各适量

做法

1　洗净的香菇切小片；虾仁去虾线，放入盐、鸡粉、水淀粉、食用油，腌渍约10分钟至入味。

2　锅中注水烧开，放入盐、鸡粉、小油菜，搅拌片刻，焯煮1分钟，至其断生，捞出，沥干待用。

3　再放入香菇，搅拌匀，煮约半分钟，捞出，沥干水分，待用。

4　用油起锅，放入姜片、蒜末、葱段，爆香，倒入香菇、虾仁，翻炒，淋入料酒，翻炒至虾身呈淡红色，加入盐、鸡粉调味，炒至食材熟透，关火，待用。

5　盛出摆盘即可。

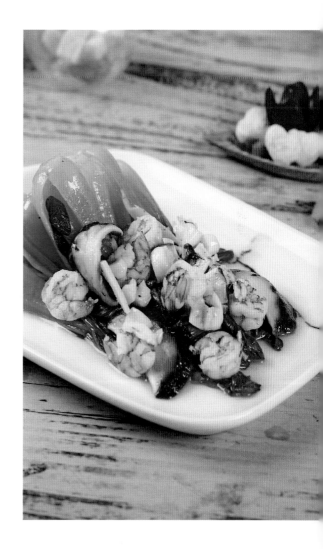

四、准爸爸做胎教老师

亲爱的宝宝，你终于来到爸爸妈妈的身边了！虽然我和你隔着妈妈的肚皮，但是爸爸会一直陪着你，让你感受到我对你和妈妈满满的爱！

1 了解胎教的重要性

科学的胎教方法可以创造适合胎宝宝生长发育的有利环境，通过有规律的视觉、听觉和触觉等方面的刺激，可促进胎宝宝感知能力的发育。而且，孕妈妈在受到这种良好刺激，保持良好心理状态的同时，也能促进胎宝宝大脑神经细胞不断增值，有利于胎宝宝大脑的发育，从而可以达到优生的目的。胎教成功的秘诀是相信胎宝宝的能力和对胎宝宝倾心的"爱和耐心"。

2 做胎教的重要参与者

胎宝宝体内带着准爸爸的基因，在宝宝能感受到爱抚、听见声音时，会对这个未曾谋面的男人有一种本能的信任感。因此有准爸爸参与的胎教，胎宝宝会更加愉悦，也可以帮助宝宝获得完整的身心发展与健全的人格。研究表明，胎宝宝特别喜欢准爸爸的声音，不管是早晨起床时一句简单的问候，还是闲暇时光里一个温馨的小故事，都能令胎宝宝活力满满。

3 开始写胎教日记

从知道怀孕的第一天起，准爸爸就要为胎宝宝准备一本胎教日记，以记录胎宝宝一点一滴的成长历程。

在写胎教日记的时候，无论是准爸爸还是孕妈妈都应该从心里跟胎宝宝进行对话。除了文字内容以外，准爸爸还可以将 B 超检查的照片贴在日记本里。

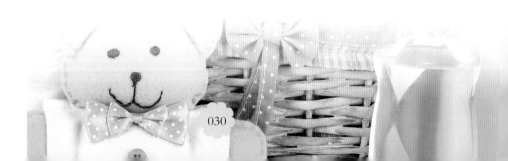

也可以不定期地给孕妈妈拍照片，贴在日记里面，今后也会成为美好的回忆。

一本好的胎教日记应该涵盖怀孕期间孕妈妈和胎宝宝的所有身体变化：刚得知怀孕的日子、第一次感觉到胎动的日子、在做 B 超时看到宝宝模样的日子、听到宝宝心脏跳动的日子等这些特殊的日子里，准爸爸可以将孕妈妈的喜悦感一一记录下来，还可以把在胎教中用到的故事、诗歌、音乐都记录下来，将自己和孕妈妈之间的深厚感情以及对宝宝的期待写进日记中。

2 月 3 日

第一次见到宝宝

今天和老婆去医院做 B 超，医生指着那个小黑点说那就是你，愣了半秒钟的我绷出来了一句"是不是太小了"，惹得检查室的医生、护士咯咯大笑。宝宝，爸爸终于看到你了……

4 不要惹老婆生气

情绪是一种复杂的心理现象，胎宝宝所在的母体不断受着物理、化学变化的影响。因此，孕妈妈的一举一动、情绪是否稳定，都会对胎宝宝的身心健康产生影响。怀孕初期，孕妈妈的坏情绪会导致胎儿发生唇腭裂或形成早产儿及未成熟儿，如果孕妈妈有巨大的恐慌还会导致死胎。

此时，不要因为家务琐事与孕妈妈发生争执，准爸爸要甘做"家庭妇男"，尽量抢着做家务，尤其是较重的活；在某些事情上意见不一致时，注意控制自己的情绪，不要惹老婆生气，多用商量的口吻征询孕妈妈的意见。这样便可减少夫妻之间的争执，不会让负面情绪影响到胎宝宝。

五、一家人的运动

老婆，我虽然疼你，但是也不能纵容你！孕期合理的运动会有益于你和胎宝宝的身心健康，不能省略。来，别偷懒，咱们全家一起运动！

1 散步是最好的运动方式

刚怀孕时，胎儿还不稳定，孕妈妈的运动强度不宜太大，散步是最为适合的运动方式了。这项运动容易操作，而且较为安全。空闲时，准爸爸就可以带着孕妈妈出门走一走，这项运动也不需要任何的基础。

散步的好处

散步是一项老少皆宜的运动项目，对孕妈妈好处尤其多。下面就来看看散步对孕妈妈有哪些好处。

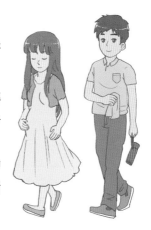

◆ 散步既可以让孕妈妈保持头脑清醒，缓解因怀孕引起的困倦和精神不振等现象，还能锻炼身体，增强体质，减少疾病的发生。

◆ 散步可以使孕妈妈呼吸新鲜空气，增强神经系统和心肺功能，促进血液循环，并增强肌肉活力，为日后正常分娩打好基础。

散步的正确方法

散步虽是一项简单的运动，但是孕妈妈抵抗力差，锻炼时也要注意方法。

◆ 散步的地点应选择在空气清新、氧气充足、没有污染的环境中。如公园、林荫道等绿色植物较多的地方。如果没有条件，可以去车辆较少的街道，不要去人群嘈杂、污染大的马路边。

◆ 散步时，刚开始的 5 分钟要慢慢走，可以当作热身运动，最后的几分钟也要慢走。每次散步的时间控制在 30 分钟左右即可，每周可运动 3 次以上。

◆ 当运动过程中出现气喘吁吁，连说话都很吃力的现象时，应该调整散步的速度，或者减少路程，以免强度太大，造成不良影响。

2 保持内心平静的直立运动

直立运动可以使孕妈妈全身放松，缓解一天的工作带来的疲劳感，释放压力，还可以使内心更加平静，减轻孕早期带来的不良情绪。在练习的过程中，孕妈妈要集中注意力，准爸爸也可以跟着孕妈妈一起做，两人都放松身心，有利于家庭的和谐。

步骤 1

站立在瑜伽垫上，双腿分开与肩同宽，放松肩膀，挺直胸部，均匀地呼吸。

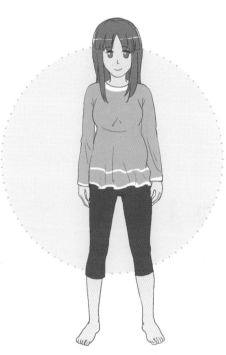

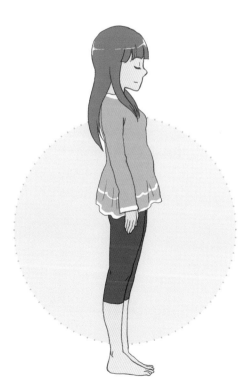

步骤 2

闭上双眼，放松双膝和全身的肌肉，牙齿也要放松，不可咬紧，保持一会儿。睁开双眼，侧过身站立，保持平稳的呼吸。

六、贴心照料孕妈妈

最美的童话，不是王子与公主从此过上了幸福的日子，而是在琐碎的时光里，与你手牵手走过柴米油盐的岁月。亲爱的，别担心，你不还有我吗？！

1 准爸爸不可不知的判断怀孕的方法

对大部分孕妈妈而言，怀孕后身体会出现一些怀孕的征兆，准爸爸只要留心观察，就可以大概判断老婆是否怀孕。

停经。如果平时老婆月经规律，但这次迟迟没来，很有可能是怀孕了。

感觉疲劳，情绪不稳定。觉得老婆最近恹恹的，对什么都提不起兴趣，常常疲惫无力，很难控制情绪，这有可能是妊娠初期激素改变的影响。

尿频。最近老婆喝水跟平时差不多，但时不时跑厕所，这有可能是怀孕后身体分泌的激素对膀胱产生刺激导致的。

基础体温升高。最近两个星期左右，老婆一直处在似感冒非感冒的状态，其体温比平时有所升高，很可能是怀孕了。

皮肤变化。若你觉得老婆最近皮肤更加细柔且焕发着妊娠的红光，或在面颊、鼻子、眼部周围出现黄褐斑，有可能是因为她怀孕了。

2 给老婆计算预产期

预产期月份推算：末次月经月份 – 3（+9），如果末次月经月份在 3 月份以后，那么 – 3，得到次年的月份；如果在 3 月份以前，那么 +9，得到当年的月份。

预产期日期推算：末次月经日期 +7，如果所得数字大于 30，应该减 30 之后得到的日期才是，月份需要相应 +1。

▶ **举例**

小明的老婆小花末次月经是 2017 年 4 月 27 日，那么按照上面的推算公式：4 – 3=1，预产期月份为来年的 1 月；27+7=34，由于所得结果大于 30，那预产期月份应为 2 月，另外，34 – 30=4，预产期日期为 4 日。

综上所述，小花的预产期为 2018 年 2 月 4 日。

3 制订一张孕育账单

怀孕是一件喜事儿，也是一件费钱的事儿。虽然现在许多怀孕后的女性依然选择继续工作，但是仍然无法改变家庭支出增多的现实。准爸爸一定要做好周密的财务计划，对孕期相关的开销要心中有数，做到合理安排，不让老婆为钱犯难。

孕期花销一览表

花费项目	金额
孕前体检	1000 元左右
产检	3000 ~ 5000 元
孕期营养	2000 ~ 6000 元
分娩	顺产：2000 ~ 4000 元，剖宫产：4000 ~ 8000 元
坐月子	2000 元左右，请月嫂另算
宝宝出生后第一年	20000 ~ 30000 元，宝宝生病等意外情况另算

准爸爸要注意根据具体情况，正确地做出适合自己家庭的计划，可以将开支预算划分成固定开支、非固定开支及孕期特别支出三大部分，保证家庭生活的日常支出，也让老婆孕检以及抚养宝宝等开销得到保障。

4 给老婆营造安全舒适的居家环境

居室中应该整齐干净、安静舒适，不拥挤、不黑暗，通风透气。家庭装修后所散发的气味，会严重影响孕妇和胎儿的健康，所以，不建议备孕期间装修房子。如果条件允许，还应该将室温、湿度保持在一个相对恒定的水平，室温维持在 22 ~ 24℃，湿度保持在 50%，有利于孕妈妈的身体健康，也利于胎宝宝的发育。

准爸爸还要将家中的一切物品设施规整，摆放要便于孕妈妈的日常起居，以孕妈妈站立操作时不弯腰、不屈膝、不踮脚为宜。准爸爸还应将家中可能绊脚的物品重新放置，这样不仅能留出更多的生活空间，还能防止孕妈妈被绊倒。

5 别让妻子用彩妆

怀孕后，不少孕妈妈由于内分泌的变化，肌肤发黄，没有光泽，脸上甚至长出黄褐斑、雀斑，会让爱美的孕妈妈想用化妆品遮一遮。此时，准爸爸要使出浑身解数来让妻子相信，孕期的她即使是素颜也是最美的，能离那些化妆品有多远就多远。

准爸爸要知道，化妆品中的很多成分是不利于孕妈妈和胎儿健康的。如口红，它含有羊毛脂，会吸附空气中各种对人体有害的重金属，还能吸附大肠杆菌，会随着唾液的吞咽进入人体，会使胎宝宝受害。指甲油、洗甲水即使不是孕期也要让孕妈妈少用，因为其中含有酞酸酯，不仅影响人体健康，还会引起孕妈妈流产或使胎儿致畸。眼影、睫毛膏、腮红、眼线液等这些都属于彩妆，最好都不要让孕妈妈使用。

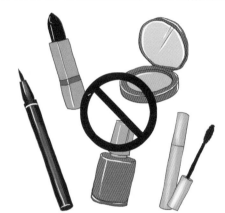

6 老婆，你好好睡

孕妈妈在怀孕的最初几周，无论昼夜，都会感到疲劳，90% 的孕妈妈会感觉懒散、浑身无力。尽管孕妇在这一期间经常感到疲劳，常常想睡觉，然而孕妇却不一定能在这一时期得到理想的休息。只有 1/4 的女性在怀孕的头 15 周能享受到令人满意的睡眠。伴随怀孕的一些现象，诸如恶心、呕吐等，也会影响睡眠的质量。睡眠不足的孕妇，白天更容易疲惫、烦躁以及难以集中注意力。此时的准爸爸要尽心尽力地为孕妈妈服务，帮助孕妈妈保证睡眠时间，提高睡眠质量。每晚至少要在床上躺够 8 小时，才能保证至少 7 小时的睡眠。

整理卧室

准爸爸应该花点儿时间把卧室尽量布置得舒适迷人，以便孕妈妈能更轻松地入睡。由于孕妈妈可能会觉得比平常更热，所以，要让房间保持凉爽。尽可能减少灯光和噪音，因为它们容易让孕妈妈从浅睡中醒来。

敦促孕妈妈早睡早起

日出而作、日落而息的生活方式对现代人来说似乎难以实现，但准爸爸可以敦促孕妈妈每天早晚都在同一时间起床和睡觉，以调整孕妈妈身体的生物钟，养成良好的睡眠习惯，早睡早起，不熬夜，以保持充沛的精力。如果孕妈妈有在床上看书或看电视的习惯，就改掉它们。

情绪平和、精神松弛才入睡

若睡前孕妈妈的情绪激动或是精神状态紧张，此时入睡难度很大，或者即使睡着了也容易惊醒，对胎儿发育和孕妈妈的身体都会造成不利影响。特别是在怀孕 12 周内，胎儿正处于主要器官形成的关键时期，孕妈妈更应该注意休息保养。睡前，准爸爸可以与孕妈妈聊一点轻松的话题，转移孕妈妈的注意力，使孕妈妈情绪平和、精神松弛后再入睡。

养成睡午觉的好习惯

白天午睡 30 ~ 60 分钟能够让孕妈妈更清醒，记忆力更好，通常还能减轻疲劳的症状。所以准爸爸可以提醒孕妈妈进行午睡。

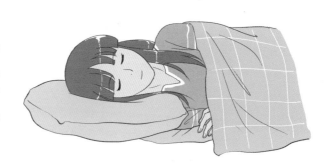

缓解老婆孕期疲劳

孕妈妈在怀孕后最初的几周，无论昼夜，都会感到疲劳，这是激素惹的祸，胎盘分泌出很多孕妈妈必需的激素，这些物质使子宫的肌纤维松弛，避免过早的疼痛，从而使得胎儿可以不受干扰地成长。但是对于孕妈妈来说，干什么事情都提不起精神也不是一件好事儿，尤其是对于还要上班的孕妈妈来说，无疑比较麻烦。其实，抵御孕期疲劳，并非无计可施。下面的方法有助于孕妈妈缓解孕期疲劳，准爸爸赶快给老婆收藏起来吧！

多运动。怀孕后整个人都显得懒洋洋，虽然说怀孕是件很辛苦的事情，但是为了提高各方面的素质，还是要保证充足的运动锻炼，比如说做一些简单的运动动作，或者是散步等，这些运动和宝宝的生长发育也是息息相关的哦。

多喝水。不单单是孕妈妈，我们每个人都要多喝水，让自己的新陈代谢跟上步伐。根据科学的验证，孕妈妈最好每天保证摄取 1500 ~ 1800 毫升的水，这样就不会出现因为脱水而引起的疲劳，特别是那些有孕吐现象的孕妈妈，更要保证水资源的正常提供，这样你才会更加具有活力。

饮食均衡。怀孕期间的孕妈妈要保证饮食的均衡，让自己和宝宝吸收到最好、最全面的营养，有时候不用过度地在意饮食，只要是健康营养的食物就好，但是要注意吃的时间和搭配方法，不然胡乱地吃也是会出现疲劳现象的，所以这个也是要非常注意的哦！

8 孕期的用药注意

孕期孕妈妈服用药物时，某些药物会通过胎盘直接影响胎儿，也可以通过母体发生变化而间接影响胎儿。因此，孕期用药的合理性，不仅关系到母体的生命安全，还对胎儿的正常发育和健康成长有着十分重要的意义。

准爸爸要知道，妊娠期孕妇体内酶有一定的改变，对某些药物的代谢过程会有一定的影响。药物不易解毒和排泄，有蓄积性中毒的危险。在孕早期胎儿器官形成时，药物对胎儿有一定的影响，故最好不吃药。受精后 1 ~ 2 周，药物对胚胎的影响是"全或无"。即要么没有影响，要么有影响导致流产，一般不会导致胎儿畸形。因此，在当孕妈妈不知道是否怀孕的孕前或早孕时期服用药物，一般不会对胎儿有太大影响，不必过分担心，也不必因此做人工流产。受精后 3 ~ 8 周，称为致畸敏感期，是胚胎各器官分化形成时期，极易受药物等外界因素影响而导致胎儿畸形，此时期不必用药时果断不用，包括一般保健品、滋补药。如必须用药，一定要在医生指导下谨慎安全用药。

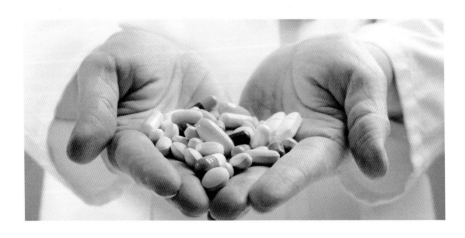

目前，评价药物对孕妇和胎儿的危害程度时，主要依据的是美国食品和药品管理局 (FDA) 颁布的标准，将药品按照安全性分级，如下表：

分级	特点	备注
A 级	经临床对照观察，未见对胎儿有损害，是最安全的一类。	A、B 级药物属干对胎儿和孕妇没有或几乎没有危害的药物，孕期一般可安全使用，如多种维生素类和钙制剂，以及一些抗生素，如青霉素族、头孢类等。
B 级	动物试验中未见对胎畜有损害，但尚缺乏临床对照观察资料；或动物试验中观察到对胎畜有损害，但临床对照观察研究未能证实。	
C 级	动物实验和临床对照观察资料皆无；或对动物胎畜有损害，但缺乏临床对照观察资料。这类药物的选用最为困难，而妊娠期很多常用药物都属于此类。	C、D 级药物对胎儿有危害（致畸或流产），但对孕妇有益，须权衡利弊后慎用，如一些抗生素、激素类药物。
D 级	已有一定临床资料说明药物对胎儿有损害，但临床非常需要，又缺乏替代药物，此时可权衡其危害性和临床适应证的严重程度做出决定。	
X 级	动物实验结果和临床资料说明对胎儿危害性大，一般已超出治疗应用所取得的有利效益，属于妊娠期禁用的药物。	这类药物对胎儿有严重危害，如抗癌药物、性激素（雌激素、合成孕激素）等。

但是，A、B 级药品也不能保证就绝对安全，因为孕妇存在个体差异，而且由于受基础和临床研究条件限制，还有很多药品尚未分级。所以，在孕妈妈不得不吃药的前提下，准爸爸可以详细地向医生咨询，不要自行用药。

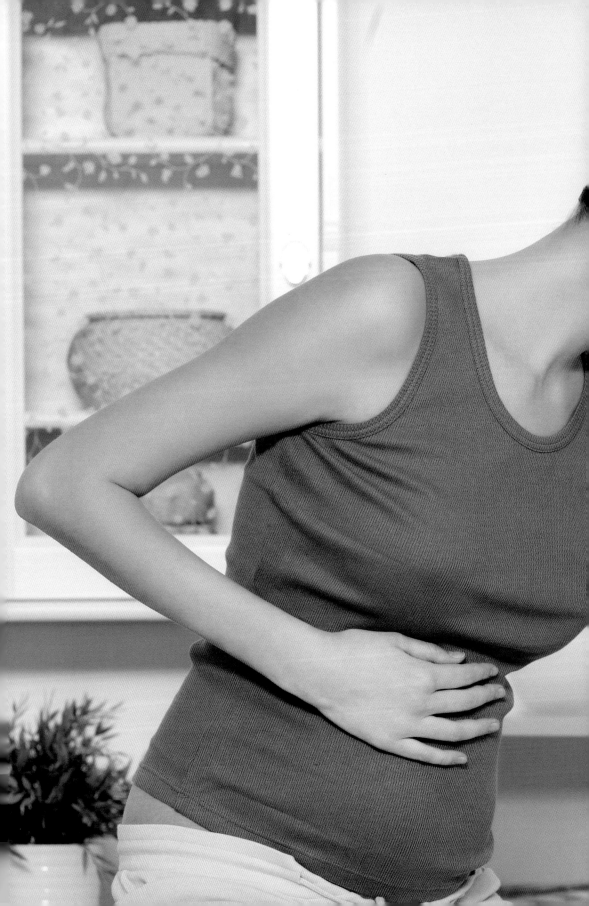

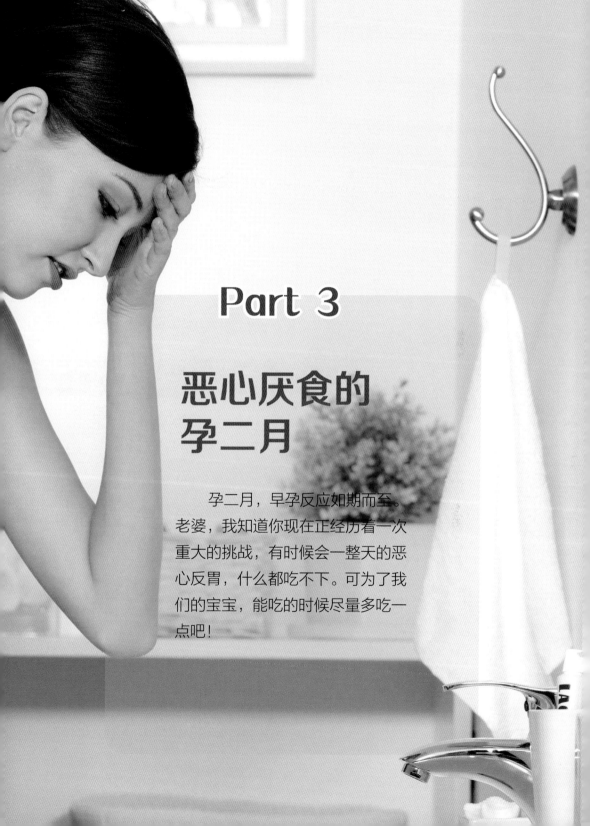

Part 3

恶心厌食的
孕二月

孕二月，早孕反应如期而至。老婆，我知道你现在正经历着一次重大的挑战，有时候会一整天的恶心反胃，什么都吃不下。可为了我们的宝宝，能吃的时候尽量多吃一点吧！

一、老婆和宝贝的变化

和你在茫茫的人海中相遇，从此我知道了什么是人生的美好；和你共同孕育新的生命，从此我知道了什么是母爱的伟大！

一向准时的月经未如期而至。子宫会随着胚胎的发育而有所增大，不过，孕妈妈的身体依然没有什么特别的变化。由于激素的作用，孕妈妈的乳房会有胀痛、变大、变软的感觉，乳晕小结节突出且颜色加深，乳头变得敏感。开始出现恶心呕吐、头晕乏力、食欲不振、厌油腻食物、尿频、嗜睡等妊娠反应，有的孕妈妈还会出现情绪多变的现象。

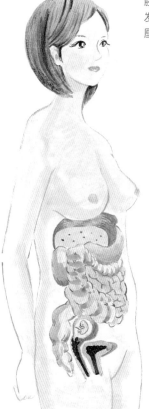

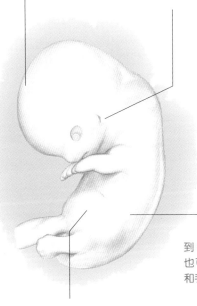

胚胎的形状从"小海马"发育成"葡萄"，长约2.5厘米。

眼睛、嘴巴、耳朵出现轮廓，鼻部膨起，外耳开始出现小皱纹，人脸的模样基本形成。

到8周末，用肉眼也可辨别头、身体和手足。

主要器官开始生长，如肾脏、肝脏，神经系统发育，并开始具备明显的特征。心脏开始成形，分化为左心房和右心室，并有规律地跳动和供血。

二、陪老婆做产检

老婆，这周要开始进行产检了，这可关系到了你和宝宝两个人的健康，容不得半点马虎！老公会做好后勤工作，让你产检无忧。

了解产检计划

产检是监测胎儿发育和宫内生长环境，监护孕妇各系统变化，促进健康教育与咨询，提高妊娠质量，减少出生缺陷的重要措施。准爸爸要了解产检计划，从而更好地协助孕妈妈做好产检。

产检时间	产检项目
$6 \sim 13^{+6}$ 周	建立妊娠期保健手册 确定孕周、推算预产期 评估妊娠期高危因素 血压、体重指数、胎心率 血常规、尿常规、血型（ABO 和 Rh）、空腹血糖、肝功能和肾功能、乙型肝炎病毒表面抗原、梅毒螺旋体和 HIV 筛查、心电图等
$14 \sim 19^{+6}$ 周	分析首次产前检查的结果 血压、体重、宫底高度、腹围、胎心率 唐氏筛查（妊娠中期非整倍体母体血清学筛查）
$20 \sim 23^{+6}$ 周	血压、体重、宫底高度、腹围、胎心率 B 超大排畸（胎儿系统 B 型超声筛查） 血常规、尿常规
$24 \sim 27^{+6}$ 周	血压、体重、宫底高度、腹围、胎心率 妊娠糖尿病筛查（75g OGTT） 血常规、尿常规
$28 \sim 31^{+6}$ 周	血压、体重、宫底高度、腹围、胎心率、胎位 产科 B 型超声检查 血常规、尿常规
$32 \sim 36^{+6}$ 周	血压、体重、宫底高度、腹围、胎心率、胎位 血常规、尿常规
$37 \sim 41^{+6}$ 周	血压、体重、宫底高度、腹围、胎心率、胎位、宫颈检查 血常规、尿常规 NST 检查（每周 1 次）

2 建卡指导

建卡是孕妈妈做产检的第一步。怀上宝宝后要到当地的妇幼保健院和分娩医院建立档案，档案上会详细记录孕期各个阶段身体变化的情况。孕 6 周之后需到社区医院办理《母子健康档案》，然后带着相关证件到你想要在整个孕期进行检查和分娩的医院做各项基本检查，医生看完检查结果，各项指标都符合条件，则会帮你在这个医院建立个人病历，此时你就在医院建立了专属你的孕期档案。

医院为孕妈妈建立个人病历，主要是为了能更全面地了解孕妈妈的身体状况及胎宝宝的发育情况，以便更好地应对孕期发生的状况，并为以后分娩做好准备。因此，孕妈妈最好能提前确定自己的分娩医院，并且以后固定在同一家医院进行产检。

3 本月 B 超要憋尿

本月做 B 超需要憋尿，那是因为在此时，子宫尚小，肠管的蠕动及其内容物可干扰子宫及其附件的影像，致使显示不清。当膀胱充盈时，将肠管推向上方，超声波才能通过膀胱形成的良好"透声窗"，观察到膀胱后的子宫、附件及胚胎等。如果膀胱不充盈时就做超声检查，会使膀胱内气体与子宫内气体发生重叠，引起误诊、漏诊。所以，此时的孕妈妈在做 B 超检查前，需要多喝几杯水，使膀胱充盈起来，以便更好地看清子宫内的情形。此外，孕妈妈最好穿着宽松、易脱的衣服，能节省检查时间，并以轻松的心态配合医生，以免过于紧张影响检查结果的准确性。

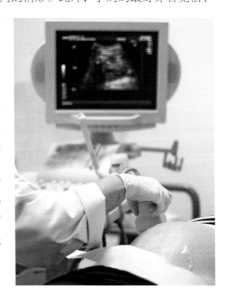

怀孕 3 个月以后 B 超检查就不需要憋尿了，因为子宫长大升入腹腔，将肠管自然推向上方，羊水也多了，羊水就成了一个"透声窗"，医生通过超声仪器可以透过羊水观察胎儿的情况。此时，若膀胱里有尿，反而可能影响胎儿影像的显现，因为充盈的膀胱会把子宫挤到一边去。所以，怀孕 3 个月后的孕妇做 B 超检查前还需要排尿。

三、贴心奶爸下厨房

爱情与食物的关系向来直白而又微妙，只因老婆你喜欢，所以我也喜欢，我只愿与你体味大千世界最俗世、最真实的幸福。

1 营养小百科

孕妈妈的身体在为腹中的小生命而辛勤的运作，但早孕反应也伴随而来，会影响孕妈妈的营养摄入。此时，保证孕妈妈的健康饮食，是准爸爸必做的功课。

讲究烹饪技巧

孕妈妈此时早孕反应突出，合理的烹饪方式能帮助孕妈妈进食。此时，多数孕妇不喜欢油腻的食物，因此，尽量少用煎炒烹炸的方式，应按照孕妈妈的口味，选择蒸煮炖的方式，以清淡合口为主。

正确选择酸味食物

不少孕妈妈在此时期喜欢吃酸的东西，但一定要选择天然的酸性食物，如圣女果、樱桃、草莓等。不要进食经过加工的酸味食物，如腌制的话梅、酸黄瓜、酸萝卜等，因为它们含有较多食品添加剂。

克服孕吐，能吃就吃

恶心、呕吐等早孕反应让孕妈妈觉得吃什么都不香，甚至吃了就吐。这种情况下，准爸爸不要因为担心孕妈妈吃不下东西会影响到胎宝宝的发育而强迫孕妈妈进食，这只会让孕妈妈更难受。此时只需要为孕妈妈准备她喜欢吃的，让她想吃就能吃到即可。

别用水果替代蔬菜

虽然水果和蔬菜都是人体补充维生素和矿物质的营养来源，但营养价值不同。从营养素的总体含量和抗氧化能力来说，水果不如蔬菜。从经济角度来说，水果品种没有蔬菜丰富，且价格昂贵。因此，要想既充足又经济地摄取维生素C和矿物质还要吃蔬菜。

2 关键营养素

孕二月是胎儿器官形成的关键时期，倘若营养供给不足，孕妈妈很容易发生流产、死胎和胎儿畸形。孕妈妈要摄入关键营养素，以确保胎宝宝的正常发育。

脂肪

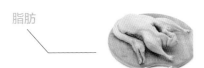

孕妈妈体内需要有一定的脂肪才能为胎儿提供好的生存环境。脂肪还可促进脂溶性维生素的吸收，帮助固定母体内脏器官的位置，使子宫内的环境更适合刚着床的胎儿生存。

碘

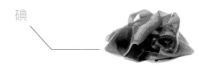

妊娠早期是胎儿大脑的快速发育期，此时胎儿的甲状腺功能尚未建立，大脑发育所需的甲状腺激素主要来自母体，所以应注意碘的摄取。

叶酸

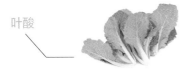

本月对于叶酸的摄入依然不能懈怠。因为本月是胎宝宝神经系统形成和发育的关键时期，每天补充一点叶酸，才能预防胎宝宝先天性血管畸形。

维生素 B_6

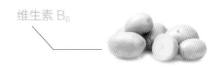

维生素 B_6 参与人体蛋白质、脂肪、碳水化合物以及某些激素的代谢。孕二月的孕妈妈如果缺乏维生素 B_6，会加重早孕反应，使妊娠呕吐加剧。

维生素 C

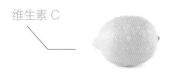

孕二月时，有些孕妈妈会发现在刷牙时牙龈会出血，适量补充维生素 C 就可以缓解牙龈出血的现象。当然，充足的维生素 C 还能帮助提高机体抵抗力，预防牙齿疾病。

卵磷脂

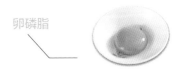

充足的卵磷脂可提高信息传递的速度和准确性，是胎宝宝重要的益智营养素。它对处于本月形成和发育阶段的胎宝宝大脑来说，更具有特殊的价值。

糖醋土豆丝

营养功效　酸酸甜甜的土豆丝含有丰富的维生素 B_1、维生素 B_2、维生素 B_6 和膳食纤维，孕二月的孕妈妈食用能开胃健脾、润肠通便、增强免疫力。

原料

去皮土豆	200 克
葱段、蒜末、姜末	各少许

调料

盐、白糖、鸡粉	各 3 克
陈醋	5 毫升
食用油	适量

做法

1　洗净的土豆切片，切成丝。

2　将切好的土豆丝倒入凉水中，去除多余的淀粉，待用。

3　热锅注油烧热，倒入姜末、葱段、蒜末，爆香，倒入土豆丝，翻炒片刻，注入适量的清水。

4　撒上盐、白糖，加入陈醋，撒上鸡粉，充分炒匀入味。

5　关火后将炒好的土豆丝盛入盘中即可。

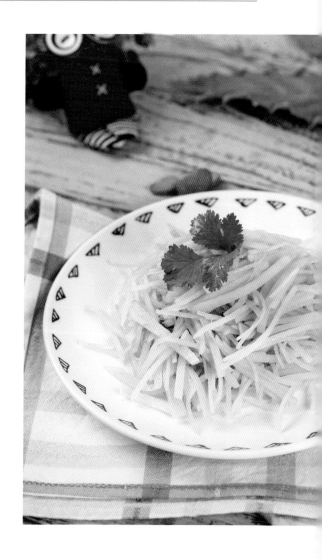

酸梅蒸烧鸭

扫扫二维码 视频同步学

营养功效 鸭肉配上用蒜末和调料制成的酸梅酱，蒸制而食，不仅溶解了多余的油脂，利于消化，还将酸甜味融入烧鸭肉中，开胃消食。

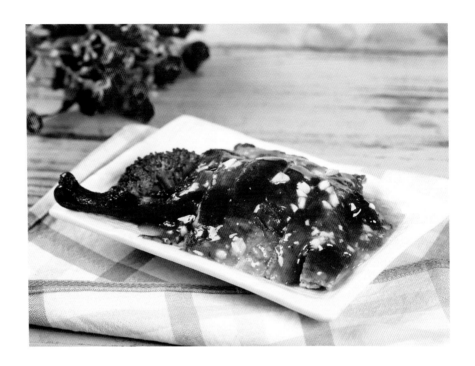

原料

烧鸭	300克
蒜末	8克

调料

盐、鸡粉	各2克
白糖	3克
酸梅酱	50克

做法

1 烧鸭斩成块，摆在盘中，待用。

2 取空碗，倒入酸梅酱，放入蒜末，加入盐、白糖、鸡粉，搅拌均匀成酱料，倒在烧鸭块上。

3 取出已烧开水的电蒸锅，放入烧鸭块，盖上盖，调好时间旋钮，蒸15分钟至入味。

4 揭开盖，取出蒸好的酸梅烧鸭即可。

四、准爸爸做胎教老师

亲爱的宝贝，虽然你现在才刚刚在妈妈的肚子里安营扎寨，还听不到我的声音，不过我还是忍不住想跟你说话，告诉你这个世界有多么美丽！

1 带给孕妈妈好心情的音乐胎教

由于妊娠第2个月，大多数孕妈妈会由于孕吐的不适感造成食欲不振、情绪不佳，建议准爸爸在给孕妈妈做音乐胎教的时候，最好选择一些旋律欢快流畅，充满生机、活力，氛围喜庆活泼的乐曲。使孕妈妈受到热情舒畅的音乐感染，振奋因为早孕反应引起的消沉情绪。

要特别指出的是，交响乐、摇滚乐以及迪斯科等类型的乐曲，对孕妈妈是极不适宜的。因为这类音乐音量较大、节奏紧张激烈、声音刺耳嘈杂，并可促使母体分泌一些有害的物质，危及孕妈妈和胎儿。因此，喜爱此类音乐的准爸爸应该为孕妈妈及其腹内胎儿的健康着想，尽量选择那些能让妻子情绪平和的音乐。

举例来说，可以选择一些催眠的音乐，如《渔舟唱晚》《平湖秋月》《仲夏夜之梦》《烛影摇红》；还可以选择一些镇静的音乐，如《春江花月夜》《平沙落雁》《塞上曲》等。

2 联想胎宝宝的样子

联想胎教是胎教的一种重要形式，联想胎教就是想象美好的事物，使孕妈妈自身处于一种美好的意境中，再把这种美好的情绪和体验传递给胎宝宝。例如，孕妈妈可以想象漂亮娃娃的画像，想象名画、美景、乐曲、诗篇等所有美的内容。准爸爸也可以参与进来，和孕妈妈一起设想孩子将来的样子。

孕妈妈可以利用母亲和胎宝宝之间情绪、意识的传递，通过对美好事物和意境的联想，将美好的体验传递给胎宝宝。由于联想对胎宝宝具有一定的"干预"作用，孕妈妈联想的内容十分重要，美好内容的联想无疑会对胎宝宝产生美的熏陶，内容不佳的联想，则会起到反面作用，或者把孕妈妈本不想传递给胎宝宝的信息传递给了他。所以，在实施联想胎教的时候，一定要想那些最美好的事物。

根据联想胎教的原则，从受孕开始，孕妈妈和准爸爸就可以在宁静的环境中，一起设计宝宝的形象，把美好的愿望具体化、形象化，想象着宝宝应具有什么样的面貌、什么样的性格、什么样的气质等，这样一家人其乐融融的氛围就会感染到胎宝宝。

3 给孕妈妈做好心理调节

由于激素水平的变化，孕妈妈很可能会变得情绪不稳，容易发怒，反复无常，会感到焦虑，无来由的恐惧，有时候十分喜悦，有时候又会哭泣，看上去像是失去了理智。

这时候，准爸爸就要给孕妈妈做好心理调节工作。除了给她生活上的照顾外，还需要注意她们的心理变化。首先，无论在平时老公多么没耐心，也要试着去理解老婆。不要烦老婆，而要及时安抚老婆，给她送去最温暖的关怀，让她保持平静。其次，要让她感受到你的爱意。老公的爱对于老婆来说犹如一剂强心剂，即便生理上再难受，情绪波动再大，心理上也是甜蜜的。而一个冷漠的老公则会加剧孕妈妈的早孕反应。再次，虽然孕妈妈应该减少出游和社交，但是适当的社交对于孕妈妈的心情来讲，有着很大的积极作用。准爸爸应该鼓励老婆和以前的闺蜜聊天聚会。当老婆郁闷的时候，准爸爸就要和老婆好好聊天，听她倾诉，当她的垃圾桶、出气筒，让她将不良的情绪和想法统统发泄出来。最后，有时间别忘了陪老婆出去散散步，或者看一场电影，放松心情，适当娱乐娱乐，比天天闷在家里要好得多。

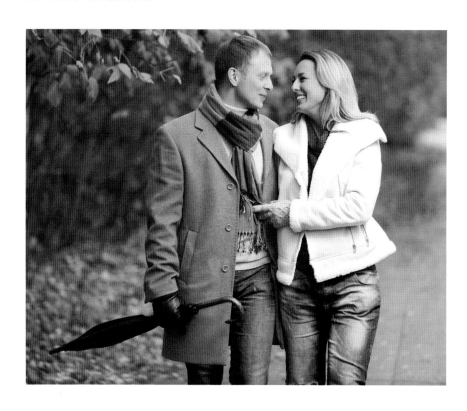

五、一家人的运动

亲爱的，这段时间你辛苦了，又是失眠又是呕吐，简直是经历了一场兵荒马乱。不过，你放心，你不是一个人在战斗，我这就来帮你运动运动，活动筋骨。

协助孕妈妈做床上运动

床上运动不用花费太多的时间，可以锻炼四肢和腰部，清晨和晚上都可进行，是比较适合孕早期进行的运动。

步骤 1

仰卧在床上，膝部放松，双足平放于床面，两手放在身旁，然后将右膝抱起，使之向胸部靠拢，然后换左腿。

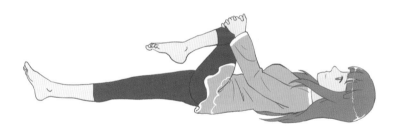

步骤 2

仰卧在床上，双膝屈起，手臂放在身旁，侧身滚向左边，用左臀着床，头向右看，恢复原来姿势。然后滚向右边，以右臀着床，头向左看，反复做几次，以活动颈部和腰部。

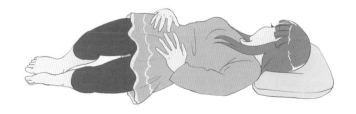

2 瑜伽呼吸静心法

孕妈妈在怀孕期间会因身体的不断变化而处于精神紧张的状态，尤其是背部要承受新增的压力。练习瑜伽可以有效帮助孕妈妈平静心情，让身心随着彻悟的境界而越发健康起来。准爸爸帮孕妈妈准备好一张瑜伽垫，一支舒缓的曲子，在繁忙的生活之余，就能创造出一个属于你们的宁静空间。

腹式呼吸

仰卧，手轻轻放在肚脐上，吸气时，把空气直吸向腹部。吸气正确时，手随腹部抬起；吸气越深，腹部升起越高，随着腹部扩张，横膈膜就向下降。接着呼气，腹部向内朝脊柱方向收；凭着尽量收缩腹部的动作，把所有废气从肺部全部呼出来，这样做时，横膈膜就自然而然地升起。

胸式呼吸

仰卧或伸直背坐着，深深吸气，但不要让腹部扩张，代替腹部扩张的是把空气直接吸入胸部区域。在胸式呼吸中，胸部区域扩张，腹部应保持平坦。然后，当吸气越深时，腹部向内朝脊柱方向收缩；吸气时，肋骨是向外和向上扩张的，接着呼气，肋骨向下并向内收。

完全呼吸

即把以上两种呼吸结合起来完成，这是一种自然的呼吸方式，略加练习后，这种呼吸方法就会在全部日常的练习和生活中自动地进行，习以为常。瑜伽的这种完全呼吸有许多益处：由于增加氧气供应，血液得到了净化；肺部组织健壮，增强了抗病能力；胸腹活力和耐力均有增长，心灵也变得更清澈。

伸直脊背坐好，闭上眼睛，将注意力集中于自己的呼吸，深吸一口气，呼气时先发出"o"的声音，然后合上嘴唇，发出"m"的声音，直到这口气彻底呼出，然后再重复进行。注意发声时要让自己的耳朵听到，注意力集中在语音上，体会它在大脑中的回音。

六、贴心照料孕妈妈

老婆，我想牵着你的手，走到白头；我想扶着你的肩，给你安慰；我想看着你的脸，展露笑容；我会照料你，生活种种。

给老婆想好孕期的工作安排

孕妈妈边工作边孕育胎宝宝并不是一件容易的事情。怎样让老婆在事业和家庭之间游刃有余，这是准爸爸该思考的问题。上班毕竟不同于待在家里，因此，准爸爸一定要提醒孕妈妈注意以下情况。

工作量不宜太大

准爸爸要提醒孕妈妈不要像未怀孕时那样做那么多工作，也应该减少压力，这样才有利于保胎。准爸爸可以建议孕妈妈向所在部门提出申请，减少工作量或换一个轻松的岗位。

避开特殊的工作环境

此时的孕妈妈除了不宜加班或者压力太大，最好也不要在高温环境、有污染的环境、噪音环境中工作，当然还要远离辐射。

让同事知道自己怀孕

工作过程中，孕妈妈让同事知道自己怀孕可以得到适当的保护，在必要的时候也会得到更好的帮助。所以，准爸爸应该建议孕妈妈将自己怀孕的事情告知同事。有些喜欢抽烟的同事在你面前抽烟时，孕妈妈也能出言提醒。

工作时要经常变换姿势

如果孕妈妈的工作需要久坐或久站，一定不能整天保持一个姿势。需要接触电脑的孕妈妈应该尽量减少面对电脑的时间，每隔半个小时或1个小时就起身走走。

上下班注意避开交通高峰期

由于孕妈妈需要比普通人更注意交通安全，一定要错开上下班的交通高峰时间，避免过度拥挤带来不必要的伤害。每天上班可以提前出门，下班也可以在办公室逗留一会儿，或在得到公司领导同意后下班也可以提前离开单位，避开下班人群的高峰期。如果条件允许，由准爸爸接送孕妈妈上下班就更好了。

2 分担家务

对于大多数孕妈妈来说，怀孕是一个辛苦的过程，孕早期还会出现"害喜"，即恶心、呕吐、眩晕等症状。为了让孕妈妈获得应有的照顾和支持，准爸爸要多做家务，尽量减轻孕妈妈的家务负担，特别是粗活、重活，这时候就要交给准爸爸来料理。比如：

◆ 打扫屋顶、擦拭衣柜、在柜顶取放东西等需要登高的家务活，一律交给准爸爸。搬动沉重的物品时，有必要请他人帮忙。

◆ 寒冷的刺激容易使孕妈妈流产，因此需要接触凉水的活、需要长时间待在寒冷的地方才能完成的活都可以交给准爸爸来做。

◆ 地毯中容易隐藏螨虫、杂物碎屑、农药及防腐剂残留、铅、镉等有害物质，会使胎儿畸形或导致流产，所以，清洁地毯的活孕妈妈也不要做。

◆ 擦地、庭院除草等需要长时间弯腰或下蹲的家务活由准爸爸代劳。晾衣服属于比较花费力气的向上伸展的运动，如果长时间做也容易造成流产，可以交给准爸爸来做。

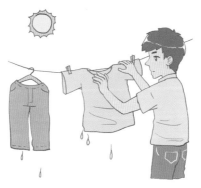

3 避免观看刺激性节目

不要让孕妈妈观看恐怖电影或带有大量暴力场面的电视节目，孕妈妈心理及精神上的压力和紧张会影响胎宝宝的发育，而孕二月又是宝宝发育的关键时期，孕妈妈一定要避免过度的精神刺激。

4 让老婆开心的妙招

在怀孕初期，准爸爸的态度是至关重要的。此时的准爸爸除了要帮助老婆做家务，还要照顾到老婆的情绪，努力为老婆营造温馨平和的生活环境。如果准爸爸没有头绪，可以借鉴一下下面的妙招：

给老婆惊喜

意想不到的惊喜是最让人开心的事。准爸爸在生活中若不时地给孕妈妈准备一份小小的惊喜，一定会让孕妈妈开怀。如下班回家的路上走进花店给老婆带一束花，或者将老婆想买又舍不得买的首饰带回家，或者干脆将老婆的购物车清空，让老婆享受收快递的乐趣。尽管有些方法可能会因为浪费金钱而遭到她的埋怨，但其实她心底里是高兴的。

制造浪漫

处于热恋时期的人们都是浪漫的制造者。当老婆情绪不高时，可以让老婆重温一下曾经的浪漫，带老婆去你们定情的地方，再现一次当时的场景，让老婆知道她一直是幸福的。或者来一次浪漫的烛光晚餐，让老婆觉得其实没有什么可烦恼，有你就好。

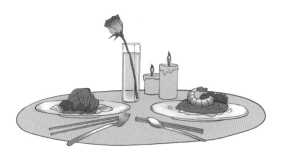

凡事让着老婆

处于孕期的孕妈妈情绪会变得很奇怪，比如异常敏感。当老婆负面情绪来临时不要与她对着干，即使是她错怪了你，也要先安抚老婆的情绪，再耐心解释。意见相左的时候，要避免发生不必要的争吵，能让就让，不能让孕妈妈情绪恶化，影响胎宝宝的健康成长。

5 孕早期需避免性生活

怀孕早期，受精卵刚刚进入子宫着床不久，胎盘还没有发育完善，胎儿与胎盘的连接还不十分强韧，如果此时行房，容易导致流产。此外，当女性处于性高潮时，会有强烈的子宫收缩，这样会加大流产的概率。而且，孕早期孕妈妈正处于激素变化的时期，身体免疫力有所下降，如果此时性交，会加大阴道感染率，从而影响孕妈妈和胎宝宝的健康。

此时，准爸爸要懂得克制自己的欲望，不要与孕妈妈行房。当有需要的时候，夫妻双方可以通过性交以外的方式来满足。如可以通过互相抚摸、搂抱、亲吻的方式实现彼此的满足。

6 老婆，孕吐不用怕

由于胎盘会分泌出绒毛膜促性腺激素，会抑制胃酸的分泌，从而使得消化酶的活力大大降低，影响到孕妈妈的食欲和消化功能，出现恶心、呕吐等害喜的症状。准爸爸要帮助孕妈妈好好调理，尽早与孕吐告别。

避开刺激物

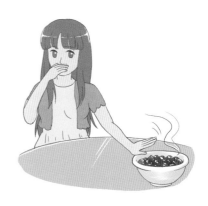

老婆怀孕后口味也有可能发生改变，以前喜欢的菜现在不再喜欢吃，甚至是看见就恶心。因此，准爸爸在烹饪时要尽量避开这些食物。

试试含姜食物

姜能够让胃感到舒服一些。准爸爸可以将生姜切末，用热水冲泡制成姜茶给孕妈妈饮用。或者为孕妈妈准备一点姜糖也是不错的选择。

稳定情绪

情绪紧张、压力大会造成肠胃不适，从而使孕吐加剧。所以，当孕妈妈出现不良情绪时，准爸爸要及时发现、及时解决，以防影响孕妈妈的食欲。

多休息

身体或精神的疲劳也会增加发生孕吐的可能，所以准爸爸在此期间一定要保证让孕妈妈多休息、多睡眠。在入睡前，可以让孕妈妈看看书、听听音乐，使孕妈妈保持平静的心情入睡。

补充水分

孕吐期间，要避免因为呕吐而脱水。对于孕妈妈而言，不仅要保证每天2000毫升水的摄入量，还要将因呕吐丢失的水分补回来。

警惕流产征兆

孕早期是流产的高峰期，稍不留神，胎宝宝就会离孕妈妈远去。为了防止流产，准爸爸最好给自己和老婆进行科普，了解一下孕初期流产会出现哪些症状，并积极做好应对措施。

症状❶
阴道出血

刚怀孕时的阴道出血是要注意的，不可忽视，这可能是自然流产的症状，当发现流血不止时，要及时去就医，检查胎儿是否健康，要及时治疗。

症状❷
腹部绞痛

刚怀孕时出现腹部绞痛也可能是自然流产的症状，轻微的疼痛休息可以缓解，如果卧床休息还是出现绞痛，或绞痛加重并伴有阴道出血时，就要提高警惕尽快就医。

症状❸
子宫收缩

刚怀孕时如果感觉到子宫发生收缩现象，并且收缩的时间越来越密集，收缩时还伴有疼痛，这时就要特别注意了，当子宫收缩的同时感到腰痛、腹部下坠时，就要立刻就医，这是自然流产的症状。

症状❹
早期破水

刚怀孕时，如果发现阴道有液体流出、子宫出现收缩并伴有出血，这可能是因为胎膜破裂导致羊水流出，是自然流产的症状，要迅速就医，及时治疗。

症状❺
感染

刚怀孕时，由于阴道发生一系列的变化，而阴道的抵抗力下降，如果不注意卫生，很容易引起泌尿系统感染。如果泌尿系统感染后发现尿频、阴部瘙痒、分泌物出现恶臭时，要警惕，这些也可能会引起自然流产，应及时进行治疗。

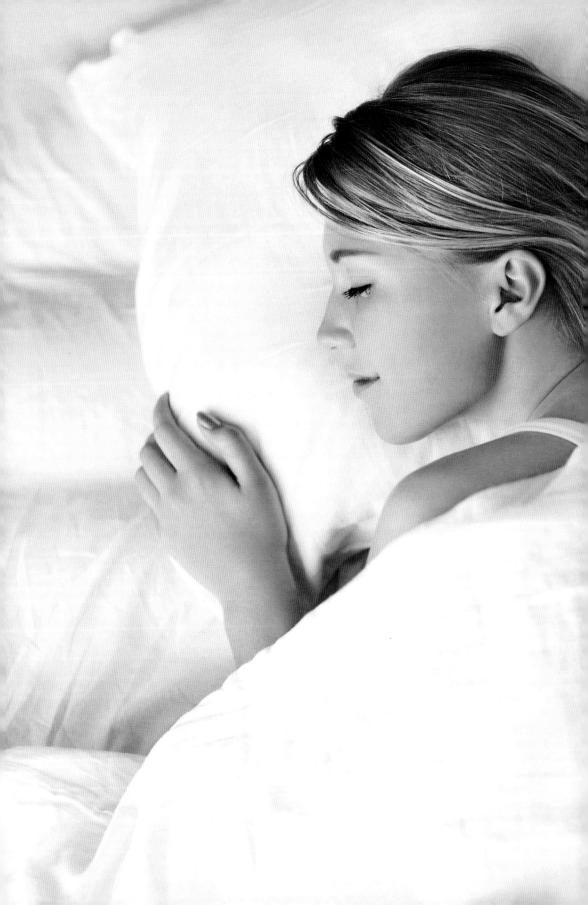

Part 4

嗜睡尿频的孕三月

孕吐还未消退，偏偏嗜睡和尿频又来了。亲爱的，我该做点什么来减轻你的辛苦呢？你想吃点什么尽管跟我说，至少，我可以让你一日三餐都吃到可口的饭菜。

一、老婆和宝贝的变化

老婆，这个月便是孕早期的最后一个月了，孕吐、嗜睡等早孕反应可能仍然会让你难受，再坚持一下，要知道，这些甜蜜的负担老公都会陪着你一起承受！

　　孕妈妈的子宫继续生长着，但从外观上看，肚子还没有明显的隆起。增大的子宫压迫膀胱，可能会使孕妈妈出现尿频的现象，再加上雌激素和孕激素的作用，部分孕妈妈甚至会出现妊娠斑。此时的乳房更加膨胀，需要更换新的文胸，才能让乳房感觉舒适一些。阴道分泌物也会比平时略多，注意保持清洁。

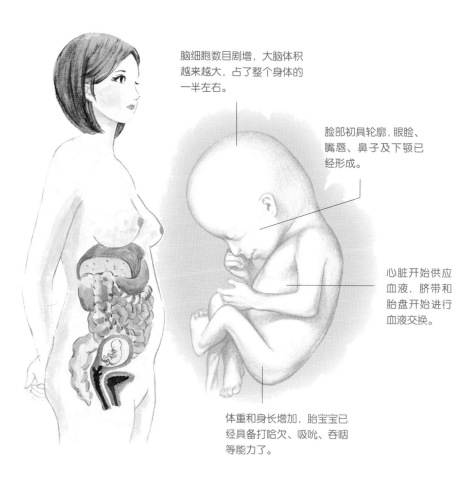

脑细胞数目剧增，大脑体积越来越大，占了整个身体的一半左右。

脸部初具轮廓，眼睑、嘴唇、鼻子及下颚已经形成。

心脏开始供应血液，脐带和胎盘开始进行血液交换。

体重和身长增加，胎宝宝已经具备打哈欠、吸吮、吞咽等能力了。

二、陪老婆做产检

老婆，你要知道，每一次的产检都是为了你和宝宝的健康，所以千万不要嫌麻烦。这个月我们可以听听小宝贝的胎心音了，有没有很激动呢？

◢◤ 第一次听胎心音

胎心音就是胎宝宝心脏的跳动声，在孕12周左右，医院会用多普勒的高灵敏度仪器，从孕妈妈的腹部测胎心音。

正常的胎心率随着子宫内环境的不同而有所变化，胎儿的正常心率为 120～160 次／分，如果胎心率持续 10 分钟以上都小于 120 次／分或大于 160 次／分，则为异常。

听胎心音是检测胎宝宝发育情况的方法之一。一般来说，当出现脐带绕颈、胎盘供血不足、孕妇自身患有妊娠高血压、身体过于劳累时，都可能导致胎儿宫内缺氧，使得胎心率和胎动次数随之改变，这正是胎宝宝向孕妈妈发出的求救信号。因此，听胎心音，做好产前胎心监护，能让医生及早发现胎儿早期宫内缺氧的情况，并进行纠正，使胎宝宝免于伤害。

如果由于胎宝宝的位置及其他因素，如孕妈妈腹部脂肪层过厚等，导致不能用多普勒胎心仪检测到胎心音时，医生需使用超声波为孕妈妈检查，来确定胎心，以防不测。

◢◤ 小排畸检查，让老婆更放心

小排畸检查是指胎儿颈后部皮下组织内液集聚的厚度的检查，通过 B 超测定颈项透明带厚度，便于及早发现唐氏儿和先天性心脏病的胎儿，并及时予以干预，让孕妈妈更放心。

小排畸检查的适宜时间为孕 3 月，此时胎儿的头臀长为 45～84 毫米，经腹部或阴道 B 超检查最好。如果过早检查，胎宝宝太小，可能无法显示 B 超检查的准确结果；过晚的话，胎宝宝的淋巴系统吸收了过多的液体，同样会影响检查结果的准确性。

不过，如果孕妈妈错过了小排畸检查的时间，也不用过于担心，可以通过做孕中期的唐氏筛查和大排畸检查，进行排畸。

三、贴心奶爸下厨房

亲爱的老婆，为了你和腹中的宝宝，我愿意为爱下厨房，洗手做羹汤，让我们留一点时间给自己，用味道收获宠爱；留一点时间给彼此，用美食分享快乐吧！

营养小百科

孕三月，胎儿的骨骼和大脑都开始发育了，而孕妈妈可能由于自身的孕吐反应而吃不下东西，掌握以下饮食原则，可以让孕妈妈既吃得好，又吃得对。

正确吃酸

酸味食物能刺激孕妈妈的肠胃分泌胃液，有利于食物的消化与吸收，从而起到一定的止吐作用。很多新鲜的瓜果都含有酸味，如西红柿、青苹果、话梅、橘子、草莓等，孕妈妈可以根据自己的喜好选择食用。

早餐要吃好

早餐对于维持孕妇的身体健康至关重要。孕妈妈早餐吃一些富含碳水化合物和蛋白质的食物，补充血糖，能减少恶心的感觉。所以，即使早上胃口不好，也要尽量吃些食物，可以以谷类食物为主，搭配鸡蛋、少量蔬菜和水果等。

少喝饮料多喝水

怀孕后孕妈妈最好养成定时喝水的好习惯，市售的饮料大多含有糖精、防腐剂等食品添加剂，应尽量少喝或不喝。如果孕妈妈想要喝果汁的话，可以自己在家做，现榨鲜喝，不需煮沸。

骨头汤不宜熬煮时间过长

骨头汤可以为孕妈妈补充一定的钙，有效减少孕中晚期出现抽筋等症状，但要注意，熬煮时间不宜过长。因为动物骨骼中所含的钙质不易分解，煮的时间太久反而会破坏骨头中的蛋白质等营养成分。

2 关键营养素

孕三月是孕早期的最后一个月，也是早孕反应较为严重的一个月，这一阶段的饮食营养一定要跟上，既要弥补孕妈妈孕吐反应流失的营养，也要警惕营养不良。

蛋白质

蛋白质是胎儿生长发育的基本原料，孕三月补充适量优质蛋白，能帮助胎宝宝建造胎盘，促进孕早期各种组织的合成和器官功能的发育。

维生素 A

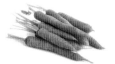

胎儿早期的细胞分化和骨骼发育都离不开维生素 A，孕妈妈在本月适量摄取富含维生素 A 的食物，还能有效减少孕早期流产的可能性。

维生素 D

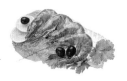

维生素 D 是维持生命必需的营养素，是钙磷代谢的重要调节因子之一，能促进宝宝骨骼和牙齿的发育，减少孕早期孕妈妈的腰背部疼痛。

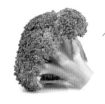

膳食纤维

孕早期部分孕妈妈可能会出现便秘的症状，此时不妨摄入适量膳食纤维，帮助刺激肠胃蠕动，还可有效控制体重，防止孕期过于肥胖。

钙

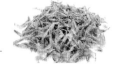

钙是维持孕早期胎儿骨骼正常生长发育的重要营养素之一，能维持孕妈妈体内的酸碱平衡，有效预防流产、腿部抽筋、骨盆畸形等问题。

碘

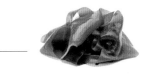

碘能健全宝宝的心智，促进胎儿中枢神经系统的发育，还能维持人体正常的新陈代谢，减少孕妈妈发生甲状腺肿大的可能性。

3 爱心食谱推荐

西红柿炒蛋

扫扫一二维码 视频同步学

营养功效 西红柿含有胡萝卜素、维生素C、钙、磷、钾、镁、铁等成分，具有促进食欲的功效，孕三月的孕妈妈食用可以开胃，增加营养的摄入。

原料

西红柿	130 克
鸡蛋	1 个
大蒜	10 克

调料

食用油	适量
盐	3 克

做法

1 大蒜切片；洗净的西红柿去蒂，切滚刀块；鸡蛋打入碗内，打散。

2 热锅注油烧热，倒入鸡蛋液，炒熟，将炒好的鸡蛋盛入盘中待用。

3 锅底留油，倒入蒜片爆香，倒入西红柿块、炒出汁；倒入鸡蛋块，炒匀，加入盐，迅速翻炒入味。

4 关火后，将炒好的食材盛入盘中即可。

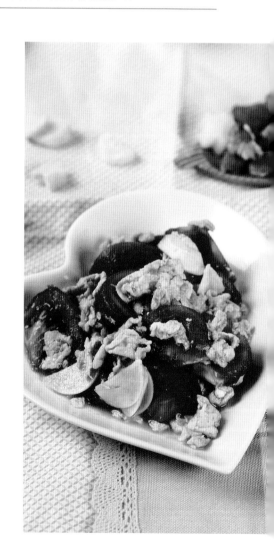

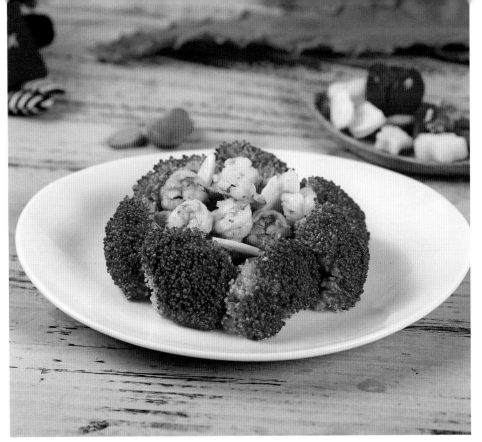

蒜香西蓝花炒虾仁

扫扫二维码
视频同步学

营养功效 西蓝花是营养价值很高的绿色蔬菜，虾仁是清新爽口、易于消化的肉类，两者搭配，具有补虚、健胃等功效，适合孕三月的孕妈妈食用。

原料

西蓝花	170克
虾仁	70克
蒜片	少许

调料

盐	3克
鸡粉	1克
胡椒粉	5克
水淀粉、料酒	各5毫升
食用油	适量

做法

1 洗净的西蓝花切块；洗好的虾仁背部切开，去除虾线，装碗，加盐、胡椒粉、料酒，腌15分钟至入味。

2 沸水锅中加入少许食用油和盐，搅匀，倒入切好的西蓝花，焯至断生，捞出沥干，装盘待用。

3 用油起锅，倒入虾仁，炒至稍微转色，放入蒜片，炒香，倒入西蓝花，翻炒至食材熟软。

4 加入盐、鸡粉，炒匀至入味，注入少许清水，翻炒均匀，加入水淀粉，炒匀至收汁。

5 关火后盛出炒好的菜肴，装盘即可。

四、准爸爸做胎教老师

怀胎十月，胎教同行，孕育无声，有爱相随。亲爱的老婆，我会是宝宝最好的胎教老师，陪伴你们母子度过十月孕程，让我们先从微笑开始吧……

1 微笑是最好的胎教

经常微笑，可以让孕妈妈保持年轻的状态和良好的心态，使大脑皮层兴奋，并通过胎盘的血液循环将这种情绪传递给胎儿，促进胎宝宝的情感与性格的良好发育。

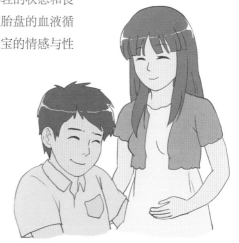

在孕妈妈的整个妊娠过程中，大多数的时间都是在家中度过的。因此，不只是孕妈妈，准爸爸也要经常保持微笑，和胎宝宝说说话，主动承担家务，让他（她）感受到父母的关爱与体贴，感受和谐的家庭氛围，同样对他（她）的身心发展有益。

2 推荐适合孕妈妈的胎教音乐

音乐胎教是可以贯穿整个孕期的一种良好的胎教方式，在孕期的不同阶段，可以选择不同的音乐曲目。

对于孕早期的孕妈妈来说，由于情绪容易波动，还可能产生不利于胎儿生长发育的忧郁和焦虑情绪。因此，最好听一些轻松愉快、诙谐有趣、优美动听的音乐，使不安的心情得以缓解，精神上得以放松。

准爸爸可以辅助孕妈妈做好音乐胎教，给她推荐适合的胎教音乐，胎教音乐的选择应该尊重孕妈妈的意愿，不要勉强她听一些不喜欢的曲目。巴洛克音乐或类似巴洛克音乐的慢节拍就是一种很好的选择。如果孕妈妈不喜欢古典音乐，那么任何可以令她心情放松的音乐，除了硬摇滚和迷幻摇滚以外都可以推荐。

五、一家人的运动

都说生命在于运动，虽然孕早期不适合进行太过剧烈的运动，不过老婆，孕三月我们可以做一些安胎瑜伽，只希望我们的小宝贝健健康康地长大。

做快乐婴儿式瑜伽帮助睡眠

快乐婴儿式瑜伽是一种放松身心、安神助眠的体式，经常练习能让孕妈妈的神经得到放松，消除疲劳，还能治疗孕期失眠，提高睡眠质量。准爸爸可以陪伴孕妈妈练习，给她鼓励和提醒。

步骤 1

准爸爸准备一张瑜伽垫，让孕妈妈仰卧下来，双腿屈膝，双手平放于身体两侧。

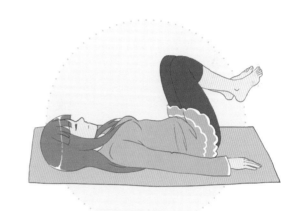

步骤 2

准爸爸指导孕妈妈，让她的双手握住两脚脚踝，将两膝盖靠近腋窝，注意不要挤压腹部，保持3～5个自然呼吸，然后双脚放回地面，全身放松。

经络调息辅助调理情绪

所谓经络调息，就是指通过用左右鼻孔交替呼吸的方法清理左右经脉，让生命之气畅通地流动。孕期准爸爸可以和孕妈妈一起练习，能辅助她调理孕早期的情绪。

步骤 1

准爸爸和孕妈妈以舒适的坐姿坐好，背部挺直，并将注意力集中在呼吸上。伸出右手，弯曲食指和中指，将大拇指和无名指抵于鼻翼两侧；大拇指压住右鼻孔，以左鼻孔吸气。

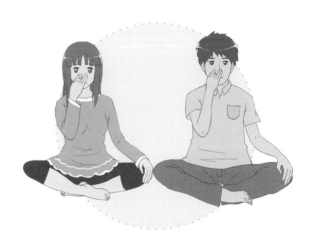

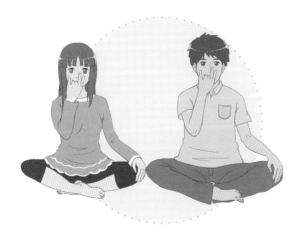

步骤 2

用无名指压住左鼻孔，以右鼻孔呼气；然后，以右鼻孔吸气，压住右鼻孔，以左鼻孔呼气。连续做 25 个回合，放松休息即可。

六、贴心照料孕妈妈

亲爱的老婆，怀孕是辛苦的，但也是幸福的，对你的悉心照料在于每天的呵护，这是你怀孕之后我的宿命，也是我用行动编织的爱的箴言。

1 陪老婆上孕妇学校

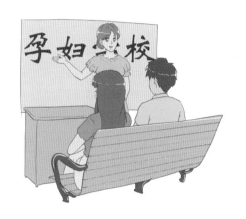

孕妇学校主要是为怀孕的准爸妈讲解孕产相关知识的，内容包括孕期营养、体重控制、产检、胎教、新生儿护理、乳房护理与喂养技巧以及科学坐月子等，有助于孕妈妈更好地度过十月孕程，安心孕育和生下健康的宝宝。

从孕三月开始，准爸爸最好能抽空陪老婆一起去上孕妇学校，一起学习孕产知识，这样不仅对腹中的胎儿有好处，也能帮助准爸爸更好地照顾怀孕的老婆，增进夫妻感情。

2 及时监控老婆的生理变化

丈夫是妻子最亲近的人，妻子能否顺利度过孕产期，丈夫的责任非常重大。当老婆怀孕了，作为丈夫要注意观察妻子身体的细微变化，当好妻子孕期的好帮手，这是对妻子的一种体贴和关爱，也是对她的最大支持。可以从以下几个方面做起，及时监控老婆的生理变化。

▼ 观察异常情况

丈夫应细心观察妻子孕期的身体和情绪变化，如腹部增大情况、有无水肿等不适、饮食营养状况等，以便及早发现异常，保证母体和胎儿安全。

▼ 督促妻子定期测量体重

在整个孕期孕妇的体重增长为 10 ~ 12 千克，每月不超过 2 千克，每周不超过 0.5 千克，定期测量体重，有利于防止孕期过胖或胎儿发育不良。

▼ 帮助妻子记保健日记

保健日记对怀孕期间的保健有监督和保障作用，准爸爸要记得提醒妻子每天记录，必要时也可以帮忙记，以便协助妻子做好孕期的保健工作。

3 为老婆掌握皮肤变化的应对之法

孕期由于体内激素的变化，孕妈妈的皮肤很容易出现一系列问题，诸如皮肤瘙痒、色素沉着、妊娠斑和妊娠纹横生等，此时准爸爸千万不能嫌弃孕妈妈，而应帮老婆掌握皮肤变化的应对之法。如果你还不知道怎么做的话，可以看看下面的内容。

皮肤瘙痒

尽量减少皮肤出汗，一旦出汗后及时擦干，并换上干净的衣物。

尽量穿棉质的、宽松的、吸汗和透气效果好的衣服。

避免使用消毒水、肥皂等刺激皮肤的化学用品，可使用温和的弱酸性洗浴用品。

不要用指甲抓挠瘙痒的部位，以免刮伤皮肤，引起感染。

色素沉着

注意防晒，外出时戴上遮阳帽或抹上防晒霜，避免强烈的阳光照射。

每晚睡觉前，做做皮肤按摩，加快皮肤的血液供应，保持细嫩有光泽。

早晚清洁肌肤，并涂抹孕妇专用的护肤霜，切不可偷懒。

尽量不化妆、不染发，特别是美白产品、口红最好不用。

干燥脱皮

避免使用过热的水洗澡、洗脸等，建议使用温开水，洗完后涂抹适量润肤霜。

保证充足的优质睡眠，使肌肤得到充分的休息，维持正常的血液循环。

多喝水，多吃新鲜的蔬果，给肌肤补充足够的水分。

避免食用辛辣刺激的食物，不喝浓茶和咖啡等。

妊娠斑、妊娠纹

多吃富含维生素 C 和胶原蛋白的食物，增强皮肤的弹性。

每天用适量橄榄油涂抹身体上的重点部位，并按摩，使皮肤充分吸收。

严格控制孕期的体重增长，以免体重增加过快，导致妊娠斑、妊娠纹生长。

必要时使用孕妇专用的妊娠霜，并做好孕期的保养。

为老婆挑选合适的鞋

从孕中期开始，孕妇的体型会发生重大变化，肚子慢慢变大，身体重心前移，体重也有了大幅度的增加，此时此刻，一双合适的鞋子至关重要。因此，从本月开始，丈夫就可以为老婆提前挑选合适的鞋子了。

为了孕妈妈自身和胎儿的健康，孕期最好选择软底的布鞋或休闲鞋，它们有较好的柔韧性和易弯曲性，穿着舒适，行走轻巧，可以有效减轻孕妈妈的身体负担，并防止摔倒等不安全因素的发生。

值得提醒准爸爸的是，千万要督促孕妈妈，不能为了爱美之心而在孕期穿高跟鞋，这会加大腰背部肌肉和双脚的负担，而且不利于下肢的血液循环，穿着时间长了，还会引起尿频、骨盆倾斜等，不利于日后分娩。

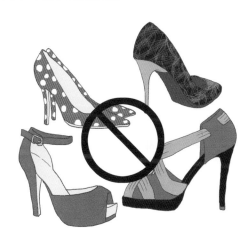

提醒老婆进行口腔护理

孕期很容易出现牙龈肿胀、牙出血、牙周炎等牙科疾病，所以准爸爸要记得提醒孕妈妈做好孕期的口腔护理。

◆ 每天三餐后认真刷牙，牙刷的质地要尽量柔软。

◆ 刷牙后顺便清洁一下舌苔，并彻底清除残留在舌头上的食物，有助于消除异味。

◆ 多喝温开水，时常漱口，保持口腔的清洁与卫生。

◆ 避免食用辛辣、生冷等刺激性强的食物，以免过度刺激牙龈。

◆ 基于孕妇的舒适和牙科治疗的安全考虑，应尽量避免在孕早、晚期做牙齿治疗。

6 为老婆选对保健品

老婆怀孕之后，全身各系统的负担都会加重，这时，除了通过摄取营养丰富的食物进补之外，还可以适当选择一些孕期保健品，能更好地改善孕妈妈的内脏功能，预防孕妈妈自身出现营养不良性疾病或对胎儿发育造成不良影响。不过，保健品的选择是有讲究的，孕妈妈切不可乱补，准爸爸可以帮助老婆进行选择。

向营养门诊的医生咨询

孕期补充保健品，需在了解自身营养需求的基础上，根据自身饮食的摄入情况进行。建议准爸爸带孕妈妈到专业的营养门诊咨询，并将孕妈妈的病史、体重，胎儿的生长发育情况，以往产检的结果主动向医生出示，请医生根据孕妈妈自身的营养状况给出建议，决定该补什么，怎么补，以及补多少等。切不可盲目进补，否则只会适得其反。

药补要谨遵医嘱

在进行药补的时候，一定要谨遵医嘱，并充分了解该药物对身体的影响、有什么不良反应和食用禁忌等，不要过量食用，或者误食。

身体虚弱的孕妈妈不可滥补

不同的体质对不同的保健品有不同的耐受性，对于阴血偏虚、阳气相对偏盛的孕妈妈来说，不宜吃太上火的保健品，否则容易产生一系列副作用，如头痛、烦躁、口干舌燥、便秘、舌苔发黄等，并加重体内的湿热症状，严重的甚至可能导致胎儿流产或染上先天疾病等。

宜凉补不宜热补

孕妈妈应尽量食用凉性的补药，不要吃热性的滋补品，如桂圆、鹿茸、鹿角胶等，这些东西会加重内热，不利于保胎安胎。另外，在日常饮食中，诸如狗肉、羊肉等热性的食物也要少吃，更不能吃胡椒粉等热性调味料。

▼ **孕早期**

补充叶酸类孕妇保健品，能有效预防胎儿畸形，减少流产。

▼ **孕中、晚期**

补钙、补铁类孕妇保健品，能满足胎儿生长发育所需的钙和铁，减少抽筋。

▼ **孕晚期**

补锌类孕妇保健品，有助于分娩，缓解食欲不振等。

▼ **整个孕期**

补充多种维生素和矿物质类的孕妇保健食品。

总之，准爸爸为老婆选择孕妇保健品要本着营养不在多，而在于精；营养不在全，而在适合的原则。

孕期保健品有必要补充吗？

一些人认为，孕期只要吃好喝好，营养就够了，吃一些保健品是没有必要的。其实，这种想法有失偏颇。从营养优生的角度讲，孕期的饮食很难保障营养的全面和均衡，而且每个孕妇的饮食习惯各异，大多数人都会存在不同程度的偏食、挑食现象。所以，孕期根据自身的营养状况补充适量保健品，是有必要的，能充分满足母体和胎儿对多种营养素的需求。

寻找缓解疲劳、乏力的方法

在孕早期，很多孕妇都会感到疲劳、乏力，这是由于孕期体内激素分泌的改变导致的，属于正常的生理现象，一般可以通过日常生活的调理得以改善。作为准爸爸，如果老婆累了、乏了，可以帮助她这样应对：

◆ 保证健康合理的饮食习惯，均衡的饮食能保证孕妇摄取充足的营养，减少疲劳。

◆ 坚持适度的运动，可以在晚餐之后，陪老婆一起去户外散散步，每天坚持半小时即可。

◆ 睡前用热水泡脚，有利于疏通筋络，缓解一天的紧张与压力，改善睡眠质量。

◆ 保持愉快放松的心情，可以听听轻音乐，看看孕产相关的书籍等，别忘了和家人倾诉。

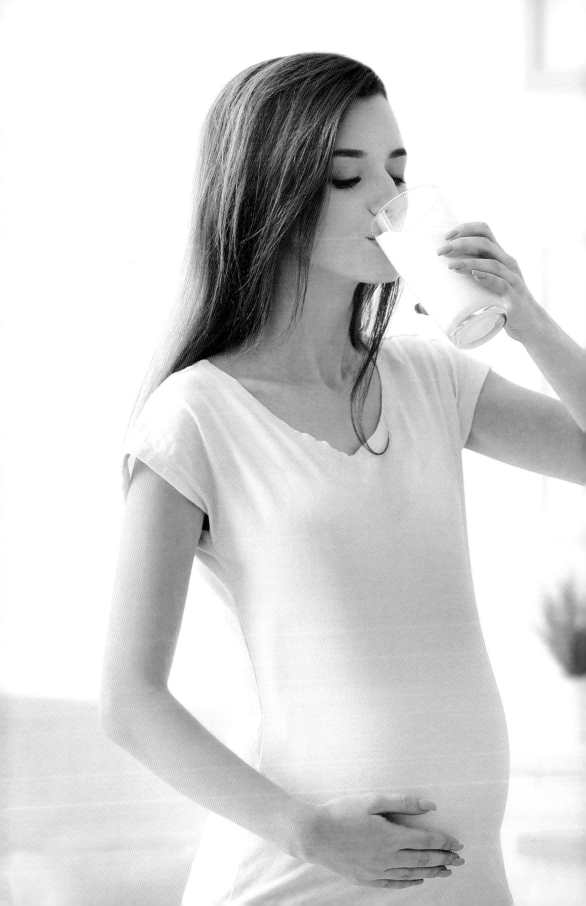

Part 5

胃口好转的孕四月

终于，早孕反应消失了，你的胃口也变得好起来，似乎比以前吃得还要多。老婆，看着你大口大口吃饭的样子，我由衷地感到开心。小天使，也请你多吃一点哦！

一、老婆和宝贝的变化

亲爱的老婆大人，肚子的逐渐隆起或许会带给你一些生活上的行动不便，但是别担心，这也意味着你离我们的小宝贝出生又近了一步！

孕妈妈的子宫又变大了一些，充满了骨盆并开始不断向上生长进入腹腔，子宫的血液循环加快，使得一部分母体血液分流到子宫，血压会有一定程度的下降。腰身变得丰满，体重也有了大幅度的增长。体内的雌激素继续发挥作用，阴道和宫颈的分泌物有增无减。乳房形状也有所变化，基部向两侧扩张。

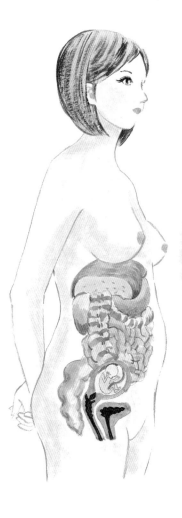

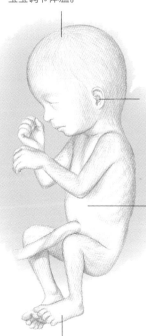

头发开始生长，胎毛已经布满了全身，并能辅助胎宝宝调节体温。

耳朵还没有发育完全，但在向正常的位置移动，而且能够聆听声音了。

内脏基本发育好，并发挥它们的作用，胎宝宝开始练习呼吸了。

手和脚能够灵活活动，可以弯曲和伸展各个关节了。

二、陪老婆做产检

老婆，你知道吗，进入孕中期以后，我们的宝贝会比之前更加快速地生长发育，这一阶段的产检也是必不可少的，来吧，让我们一起为宝宝的健康成长护航！

1 做个唐氏筛查很有必要

唐氏筛查是唐氏综合征产前筛选检查的简称，唐氏综合征又称为先天性痴呆或智障，是一种常见的偶发性染色体疾病。每一个孕妈妈都有可能生出唐氏儿，且这种概率会随着年龄的增长而升高。唐氏儿出生后不仅有严重的智力障碍，还会伴有多种器官的异常，给家庭造成了极大的精神和经济负担。因此，做个唐氏筛查很有必要。

一般来说，在孕14～21周，孕妈妈需要做一次唐氏筛查，以排除生出唐氏儿的风险，达到优生优育的目的。检查时，需要空腹抽取孕妈妈2毫升血液，检测血清中甲型胎蛋白（AFP）和人绒毛膜促性腺激素（HCG）的浓度，再结合孕妈妈的预产期、年龄、体重和采血时的孕周，计算出唐氏儿的危险系数。

准爸爸需要在检查的前1天提醒孕妈妈，22点后就不要进食和喝水了，以提高检查结果的准确性。

2 不要惧怕羊膜腔穿刺

唐氏筛查结果显示为"高危"的孕妈妈，可能会被医生建议做羊膜腔穿刺，以进一步确定胎宝宝患唐氏儿的风险，保证胎宝宝的健康状况。

羊膜腔穿刺的手术过程为：在超声波的监控下，确定羊水囊的位置，然后对孕妈妈的腹部皮肤进行消毒并局部麻醉，再用一根长针经腹部刺入羊膜腔，同时在超声的引导下，小心避开胎心，用注射器从子宫中抽取一部分羊水，最后在实验室从羊水中分离出胎儿的细胞，进行染色体核型分析，从而确诊胎儿是否有染色体异常的情况。

孕妈妈需知道，目前羊膜腔穿刺的操作技术已经非常成熟，不必过于惧怕它会伤害到胎宝宝。如果你有必要进行羊水穿刺，可以选择大型正规的医院，由有经验的医生来进行操作，让自己更放心。

三、贴心奶爸下厨房

亲爱的老婆，曾经，让我念念不忘的，是你亲自下厨受烟熏火烤后溶在菜里的汗水，是一勺盐一撮糖烹调出的五味心情。今后，就让我为你熬制人间百味吧！

营养小百科

孕四月是孕中期的开始，此时胎儿进入了相对稳定的发育时期，孕妈妈要更加注意摄入充足而均衡的营养，保障自身和胎儿的健康。

丰富食物种类

进入孕四月，大多数孕妈妈的早孕反应已经基本消失，变得胃口大开、食欲旺盛起来。此时，可以放心地吃自己喜欢吃的食物了，各种食物都可以吃一点，包括肉、蛋、奶、鱼类、谷物、新鲜的蔬菜和水果以及豆制品等。

增加动物性食物的摄入

从本月开始，孕妈妈可以适当增加动物性食物的摄入，包括动物肝脏、海产品、肉类、蛋类等，它们可以为胎儿的快速生长提供所需的多种营养物质，如优质蛋白质、钙、铁、维生素等，这些也是孕妈妈组织生长的物质基础。

增加主粮的摄入

一般来说，孕中期每日应摄入主粮 400 ~ 500 克，才能保证孕妈妈的身体有足够的热量供给，满足胎儿和自身的营养需求。另外，孕中期增加主粮的摄入还能节省蛋白质，起到预防孕期肥胖的功效。

少吃或不吃冷饮

孕期孕妈妈的肠胃功能有所减弱，如果过量吃冷饮，会刺激胃肠血管，导致腹痛和腹泻等症状，而且胎宝宝对外界的刺激也越来越敏感了，如果贪吃生冷刺激食物，对自身健康和安全养胎都是不利的。

2 关键营养素

本月是胎宝宝脑部迅速增长的时期，对诸多营养素的需求大增，孕妈妈只有吃对关键营养素，才能恰到好处地促进胎儿的成长和应对自身的身体变化。

碳水化合物

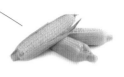

碳水化合物中所含的葡萄糖是胎儿代谢所必需的，多用于胎宝宝的呼吸，从孕四月开始，孕妈妈要重点摄入该营养素，维持胎宝宝和自身的基础代谢。

蛋白质

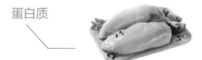

孕中期母体对蛋白质的需求大幅度增加，而胎宝宝大脑的迅速发育，也需要以优质蛋白质为基础，如果蛋白质摄入不足，或会影响宝宝的智力发育。

DHA

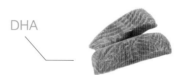

DHA 是对胎儿脑部发育极为有益的营养素之一，被称为"脑黄金"，具有优化胎儿大脑锥体细胞膜磷脂构成的作用，能参与大脑记忆的形成过程。

钙

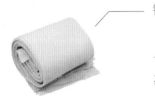

孕四月，胎宝宝开始长牙根了，孕妈妈要注意多吃含钙的食物，同时搭配适量维生素 D，以促进钙的吸收，减少孕期抽筋等。

铁

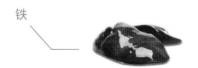

到了妊娠中期以后，孕妈妈的血容量增大，胎儿对铁的需求量也大幅增加，应及时补铁，以防出现缺铁性贫血，引起头晕、心慌、胎儿宫内缺氧等。

锌

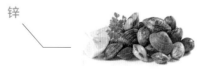

孕期如果缺锌，会造成孕妈妈味觉、嗅觉异常，食欲减退，消化和吸收功能受损，免疫力降低等，影响身体对营养素的吸收，不利于自身和宝宝的健康。

3 爱心食谱推荐

豆皮蔬菜卷

扫扫二维码
视频同步学

营养功效　豆腐皮含有蛋白质、膳食纤维、维生素 B₁、维生素 E、磷、钙、锰等营养成分，孕四月的孕妈妈食用可以帮助胎宝宝长牙。

原料

豆腐皮	80 克
瘦肉	165 克
生菜	75 克
火腿肠	55 克
黄瓜	85 克
葱条	少许

调料

甜面酱	12 克
鸡粉	少许
料酒	4 毫升
生抽	5 毫升
食用油	适量

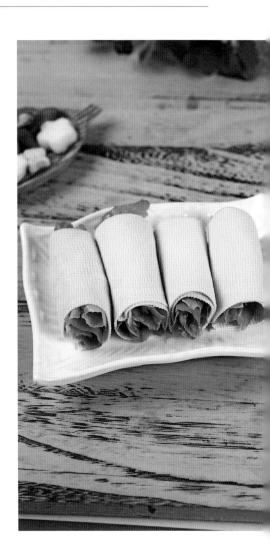

做法

1　洗净的黄瓜切成细丝；火腿肠切丝；洗净的生菜切粗丝；洗净的豆腐皮划开，切方块；洗净的葱条切丝；洗净的瘦肉切成丝。

2　用油起锅，倒入瘦肉，放入料酒、甜面酱，炒至上色，加入生抽、鸡粉；倒入火腿肠，放入葱丝，炒香，盛出，制成馅料。

3　取一张豆腐皮，放入生菜、黄瓜，再放入馅料，卷成卷即可。

三文鱼蒸饭

营养功效　三文鱼蒸饭含有丰富的碳水化合物，可以为孕四月的孕妈妈们补充能量。此外，三文鱼还含有 DHA，可以促进胎宝宝脑部发育。

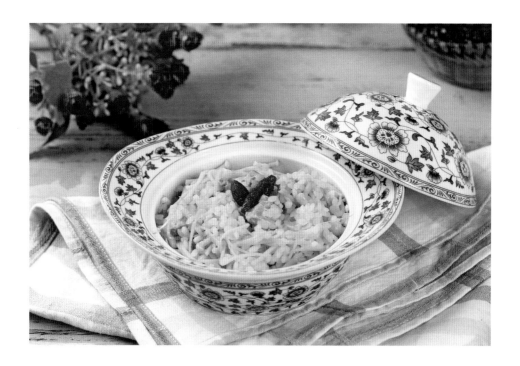

原料

水发大米	150 克
金针菇	50 克
三文鱼	50 克
葱花、枸杞	各少许

调料

盐	3 克
生抽	适量

做法

1　洗净的金针菇切去根部，切成小段。

2　洗好的三文鱼切丁。

3　将三文鱼放入碗中，加入盐，拌匀，腌渍片刻。

4　取一碗，倒入大米，注入适量清水，加入生抽、鱼肉，拌匀，放入金针菇，拌匀。

5　蒸锅中注入适量清水烧开，放上碗，加盖，中火蒸 40 分钟至熟。

6　揭盖，取出蒸好的饭，撒上葱花，放上枸杞即可。

四、准爸爸做胎教老师

肚子大起来，胎教不能停！听说，爸爸的声音是最好的胎教，那就让我们从呼唤胎教开始，唤起心中的爱，唤起你我的情，唤起宝宝动人的回应！

1 做呼唤胎教

呼唤胎教是指根据胎宝宝具有的辨别各种声响并作出相应反应的能力，父母把握这一时机对他（她）进行呼唤训练，又叫作对话胎教。

准爸爸做呼唤胎教，坚持每天对子宫内的胎宝宝讲话，让他（她）逐渐熟悉爸爸的声音，能通过听觉和触觉唤起胎儿的积极反应，不仅增进了彼此生理上的沟通和感情上的联系，同时对胎宝宝的身心发育也大有裨益，有益于其出生后的智力发育和情绪稳定。

做呼唤胎教时，应先对宝宝进行轻柔地抚摸，然后用能够促使胎儿形成自我意识的语言对他（她）讲话，例如：

> 开场白：宝宝（或者叫乳名），我是你的爸爸，我会天天和你讲话，告诉你外面的世界有多精彩！

> 结束语：宝宝今天的学习很认真，你是一个聪明的孩子，但愿我对你讲授的一切都能对你将来的人生有用。

2 给宝宝讲故事

进入孕中期，胎宝宝的各个器官基本形成，神经系统、感觉系统和听觉系统逐渐变得发达起来，外表和构造也慢慢完善，开始对外界的声音有了一定的反应，而孕妈妈也进入了相对稳定的时期，此时正是做语言胎教的好时机，而给宝宝讲故事，则是语言胎教中一个重要的方式。

给宝宝讲故事时，应把腹内的胎儿当成一个大孩子，将故事娓娓动听地述说出来，把亲切的语言通过语言神经传递给胎宝宝，带给胎儿良好的听力启蒙，使其在不断变化的文化氛围中发育成长。

关于所讲的故事内容，可以自己随意编就、发挥，也可以选择图文并茂的儿童读物阅读，注意所选择的故事内容要适合胎儿的智力水平，不要过于深奥、晦涩。故事阅读的方式也可以根据孕妈妈的具体情况而定。例如，可以让孕妈妈取一个自己感觉舒服的坐姿，由准爸爸大声读给妻子听，既能安抚孕妈妈的情绪，又可以增进夫妻感情；也可以在孕妈妈闲暇之余，或晚上睡觉之前，由孕妈妈自己以温柔的声音读给胎儿听，这样既可以帮助自身更好地调节情绪，进入良好的身体状态，同时，更有利于胎宝宝熟悉妈妈的声音，培养亲子感情。

其实，给宝宝讲故事是适合一家人一起进行的一种良好的胎教方式。无论是准爸爸和孕妈妈，都可以每天给宝宝讲故事，甚至在胎宝宝出生后，爸爸妈妈也可以继续给孩子讲故事，进一步帮助他（她）掌握语言技巧，加强词汇积累，给孩子营造丰富的情感世界，养成良好的阅读习惯。

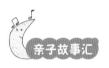

亲子故事汇

扫一扫二维码，与胎宝宝一起听故事，开启亲密亲子时光。

金鱼睁着眼睛睡觉　　聪明公主的故事　　公鸡落水　　公主琳达和小矮人苏珊

合作的力量　　黑巫婆的花　　玫瑰花的裙子　　娃娃鱼和小青蛙

五、一家人的运动

老婆，听医生说我们的小baby已经处于稳定的生存状态，这一时期，也是整个孕期最适合运动的时期，不过，还是不能掉以轻心哦，毕竟你现在不是一个人啦！

1 和老婆一起游泳

怀孕4个月时，随着胎儿的发育，孕妈妈日渐增大的腹部不能很好地固定脊柱和胸廓，因而容易发生腰痛和坐骨神经痛。为了增强自身的体质，预防多种孕期不适，孕妈妈此时可以做一定的有氧运动。游泳是孕妈妈的首选运动项目，能使全身的肌肉都得到放松，有助于母体血液流通和循环，减少妊娠不良反应等，也能促进宝宝的神经系统发育。

虽然孕期游泳有诸多好处，不过，孕妈妈还是有很多注意事项需要注意，毕竟，这不同于怀孕以前了，做任何运动都要顾及自身和胎宝宝的安全。为了让孕妈妈能够更好地享受孕期游泳带来的好处，准爸爸可以陪孕妈妈一起游泳，既能保障母子的安全，又能增进夫妻感情，何乐而不为呢？

为此，准爸爸要充分发挥自己的作用，协助妻子注意以下几个事项：

◆选择卫生条件好、人少的泳池。

◆下水前要先做5分钟的热身运动。

◆下水时戴好泳镜，穿好合适的泳衣。

◆游泳过程中注意安全，防止跌倒或碰撞。

◆游泳时间不宜过长，运动量不宜过大。

◆游泳完后注意保暖，谨防感冒。

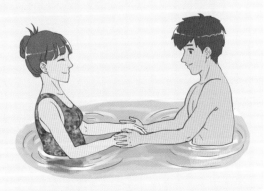

2 协助进行凯格尔运动

凯格尔运动又叫作骨盆底收缩运动，是一套可以用来增强骨盆底肌肉力量的练习。骨盆底肌肉承载着子宫、直肠、膀胱、尿道，通过强健骨盆底肌，能缓解压力性尿失禁，促进直肠和阴道区域的血液循环，增强阴道弹性，预防痔疮，对于孕妈妈来说，还能有效缩短分娩时的第二产程。可以说，对于任何一个阶段的女性来说，凯格尔运动都是有益的。

在孕中期，准爸爸应协助并督促孕妈妈将凯格尔运动作为孕期生活的一部分，每天有规律地练习，下面介绍该运动的具体练习步骤：

step 1　将膀胱内的尿液排净，平躺在垫子上，双膝弯曲。

step 2　慢慢地收缩臀部的肌肉，并向上提肛。

step 3　紧闭阴道、尿道和肛门，此时，孕妈妈的动作类似于尿急而又不能上厕所，有一种憋尿的感觉。

step 4　保持骨盆底肌肉持续收缩5秒钟，然后慢慢放松，5～10秒后，再次收缩。

刚开始练习时，孕妈妈可以在一天中分多次练习，例如早晨醒来或睡前都可以做几次，随着骨盆底肌肉收缩能力的不断增强，可以逐渐增加每天练习的次数，并延长每次收紧骨盆底肌肉的时间，例如，一天做3次，每次做3～4组。需要注意的是，在整个运动的过程中，孕妈妈要放松心情，照常呼吸，除了骨盆底肌肉用力之外，保证身体的其余部位完全放松。

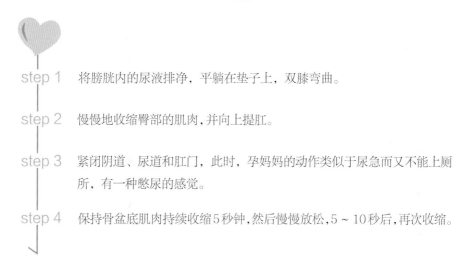

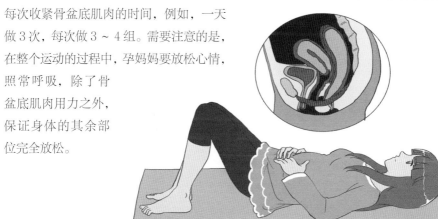

六、贴心照料孕妈妈

世人千万，我只爱你，无论你是大肚子还是小蛮腰，无论你处于孕期的哪个阶段，我都会倾心倾力照顾你们母子。毕竟，在这个世界上，唯你与宝宝不可辜负。

1 送给老婆漂亮的孕妇装

老婆步入孕中期后，可以穿孕妇装了，合适的装扮会让孕妈妈迷人大方，更添几分韵味。此时，准爸爸就可以充分发挥作用，经常夸赞老婆，并和老婆一起去选购漂亮的孕妇装。

一般来说，合适的孕妇装以宽松舒适为原则，选择轻柔、耐洗、吸水和透气的，如纯棉、丝绸等质地，同时应考虑到季节性。

▶ **上衣：** 胸部、腹部、袖口要宽松，宜选择前开襟或肩部开扣、V字领的上衣。

▶ **裤子：** 可选择运动装的裤子，既舒服又没有拘束，也可选择腰部能随着月份的增大而调节的松紧裤，还可以选择背带装。

▶ **裙子：** 孕妇裙方便穿脱，能适应腹部的变化，尤其适合夏季穿着。

▶ **袜子：** 最好选择弹力袜，松紧性好，有助于缓解孕期水肿等。

2 帮老婆选购合适的胸罩和内裤

怀孕后，除了日渐增大的腹部之外，孕妈妈的胸围也会随之增大。因此，需要挑选合适的胸罩和内裤，以适应孕期身体的变化。老公也可以帮老婆一起选购，体现自己的关心和体贴。

胸罩	内裤
由于孕期乳房的变化，老公最好给老婆选购专为孕妇设计的胸罩，一般是全棉材料，罩杯较深，肩带也经过合理的设计，具有良好的托扶作用。	随着腹部的不断增大，老公最好为老婆选择弹性大的内裤，以适应腰围的变化，可以穿上口较低的迷你内裤，或者上口高的大型号内裤。

给宝宝哺乳离不开乳房，从孕中期开始，老公就应敦促老婆做好乳房的护理工作，保护宝宝的"粮仓"了。

不可忽略胸罩

随着孕妈妈乳房的逐渐胀大，左右乳头之间的距离增加，乳房的弹性减弱并开始下垂。为了减轻这些症状，老公要提醒老婆千万不能忽略胸罩的穿戴，以便更好地支撑乳房，另外，还要经常更换胸罩和及时清洗。

保持乳头清洁

为了产后能够顺利授乳，孕妈妈应时刻保持乳头的清洁，可以用温水清洁乳头，避免不必要的摩擦。另外，孕中后期孕妈妈可能会分泌一些乳汁，注意观察，留意有没有不正常的化脓或血样的液体流出，合理就医。

做老婆的按摩师

经常给乳房做按摩，有利于缓解孕期乳房胀痛，减少乳腺炎、乳头内陷等不适症状的发生，促进乳腺的正常发育。老婆怀孕后行动多有不便，此时准爸爸可以做老婆的按摩师，不过，在按摩时还应注意以下事项：

◆ 按摩之前，清洁双手，清洁按摩环境。

◆ 保证适宜的室内温度，以37℃为宜，不能太高或太低。

◆ 让老婆穿布料柔软的衣服进行按摩，以免过度摩擦皮肤。

◆ 选择合适的按摩时间，例如沐浴之后、睡觉之前。

◆ 按摩时可以播放一些音乐，引导老婆深呼吸，放松身心。

◆ 掌握合适的按摩频率，一般一天一次，一次半小时即可。

下面推荐4个简易按摩手法，供准爸爸参考和学习。

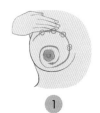
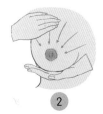
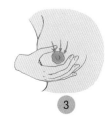
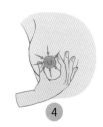

① ② ③ ④

4 保障老婆的洗澡安全

老婆怀孕后，事事都要小心，对于日常洗澡来说，更是马虎不得。此时的老婆行动多有不便，老公最大的职责，就是保障老婆的洗澡安全。

提醒老婆不宜坐浴	女性在妊娠期间，由于激素水平的变化，使得阴道抵抗外界病菌的能力下降，如果孕妈妈在洗澡时采取坐浴的方式，那么浴缸中的脏水极有可能流进阴道，容易使子宫或外阴发生感染，导致胎儿早产等。
给老婆设置好洗澡水温	老公可以帮老婆设置好水温，一般以38℃为宜。如果水温过高，妈妈的体温会随之出现暂时性的升高，羊水温度变高，子宫内恒温、恒压的状态被改变，有害于胎儿的发育，严重的还会引起子宫收缩，导致早产；反之，水温过低，也不利于孕妇的血液循环和胎儿的健康成长。
让老婆洗澡更舒心	洗澡时，老公可以想一些方法放松她的心情，例如，可以给她播放几首轻音乐，为老婆选用温和不刺激的沐浴液和洗发水，还可以帮老婆在洗澡时搓背、按摩等。

5 预防老婆孕期贫血

进入孕中期后，母体和胎儿对铁的需求量都会明显增加，容易出现缺铁性贫血，表现为头晕、有疲劳感、脸色苍白、胸口疼、心悸，指甲变得很薄，容易折断以及呼吸困难等。而这些都是可以通过预防而避免的，准爸爸应充分发挥自己的作用，帮助老婆预防贫血。

孕期预防贫血，主要在于食补：

- ◆ 多吃动物肝脏，如猪肝、鸡肝、牛肝等。
- ◆ 从动物的血液中吸收营养，如猪血、鸡血等。
- ◆ 多吃新鲜的蔬果，摄取足够的维生素C，促进铁的吸收。
- ◆ 多吃含铁丰富的食物，如黑木耳、红枣、红豆等。
- ◆ 食用滋补汤粥，如桂圆莲子汤、黑木耳肉羹汤、龙眼粥、羊骨粥等。

6 孕中期房事有讲究

在老婆怀孕的前三个月，由于胎宝宝尚不稳定，所以性生活是要尽量避免的，以免导致流产。到了孕四月以后，妊娠处于相对安全的时期，而且，此时孕妇的早孕反应已经基本消失了，可以适当地进行性生活了。

经国内外专家证明，孕中期适度地过性生活，会使夫妻和睦恩爱，孕妈妈的心情也会更加舒畅，进而有利于胎宝宝的健康发育，而且宝宝出生后，反应会更加灵敏，语言发育较快，身体更为健康。不过，孕中期的房事是有一定的讲究的，准爸爸应牢记以下知识，给予孕妈妈温柔的呵护和贴心的性爱。

掌握合适的频率

虽然孕中期过性生活对孕妈妈和胎宝宝都有一定的好处，但并非越多越好。准爸爸应掌握好孕期性交的频率，一般以每周 1～2 次为宜，且动作要温柔，不可过于激烈。

注意房事卫生

在过性生活之前，夫妻双方要把生殖器官清洗干净，特别是准爸爸，切勿用手伸进孕妈妈的阴道内，以防将细菌带入她的体内，引起感染，不利于胎儿的发育和孕妈妈自身的健康。

最好戴上避孕套

男性的精液中含有使子宫收缩的前列腺素，为预防早产，也为防止细菌被带入阴道，在过性生活时，准爸爸最好戴上避孕套，特别是当妻子有早产、剖宫产史时，更应注意。

姿势不要压迫腹部

孕期的性交姿势，建议以不压迫孕妈妈的腹部为前提，采取双方习惯和感觉舒服的姿势，如男立位、后侧位、后坐位等。另外，不要刺激孕妈妈的乳头，以免过度兴奋，引起流产等。

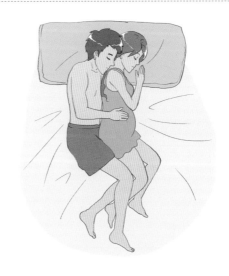

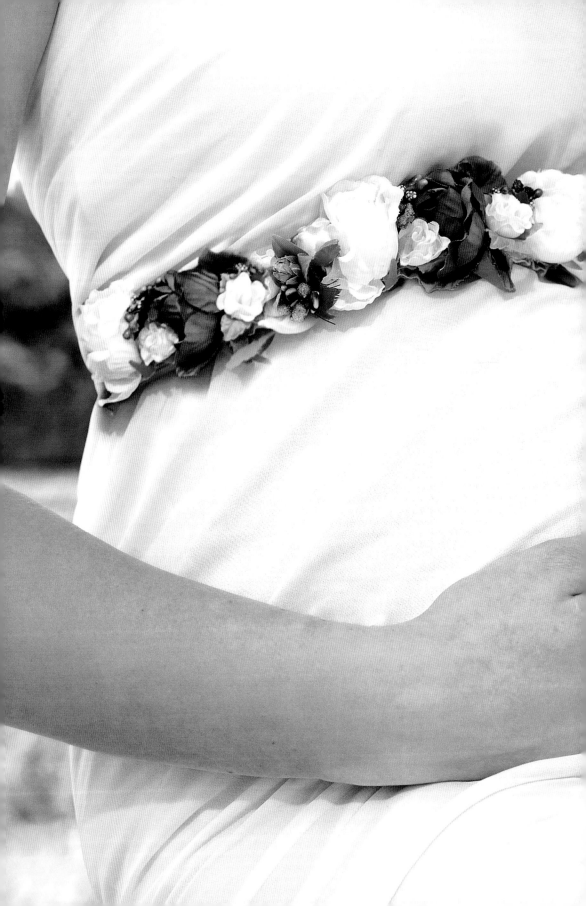

Part 6

微感胎动的孕五月

　　天哪，宝宝动了！透过你的腹壁，我感到小家伙轻轻地踢了我一下。老婆，感谢你让我拥有如此神奇的体验。来，我们再来跟宝宝一起玩玩踢肚游戏吧。

一、老婆和宝贝的变化

老婆，虽然你的身躯不再苗条，但你不断隆起的腹部，让我感受到了新生命的气息，每天和你一起感受宝宝一天天长大是最幸福的事！

　　大多数孕妈妈已经能感觉胎动了。孕妈妈的屁股、大腿、胳膊等部位布满了皮下脂肪，肚子更加明显。乳房增大，还能挤出透明、黏稠的微白液体。子宫变得像成人的头一般大小，由于肠胃受到压迫，孕妈妈可能会出现胸闷等不适。

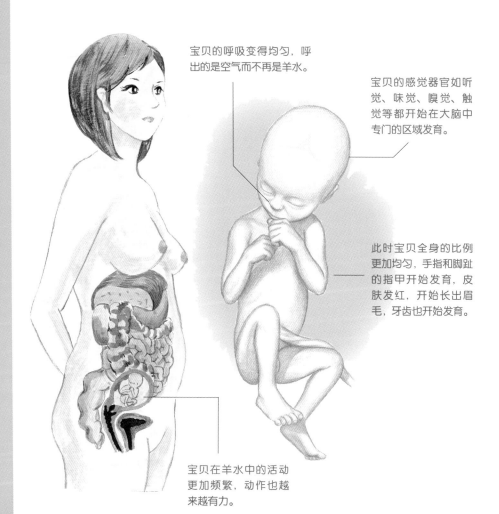

宝贝的呼吸变得均匀，呼出的是空气而不再是羊水。

宝贝的感觉器官如听觉、味觉、嗅觉、触觉等都开始在大脑中专门的区域发育。

此时宝贝全身的比例更加均匀，手指和脚趾的指甲开始发育，皮肤发红，开始长出眉毛，牙齿也开始发育。

宝贝在羊水中的活动更加频繁，动作也越来越有力。

二、陪老婆做产检

看着彩超中不断长大的"小不点"，做父亲的感觉更强烈了，对家庭的爱也更深厚了。此时最想感激的是你，我亲爱的老婆，感谢你给了我一个美好的家！

重视大排畸检查

本月孕妈妈要做大排畸检查，大排畸检查是指通过彩超了解宝贝的组织器官发育情况，排除宝贝可能出现的先天发育畸形情况。怀孕 20 ～ 24 周是做大排畸检查的最佳时机，因为此时宝贝在子宫内的活动空间较大，图像显影较为清晰。过早做大排畸检查，成像不清楚，会影响医生的判断；太晚做检查，宝贝慢慢长大会使得子宫内空间变小，从而无法看清宝贝的全部情况。

大排畸彩超检查能够清楚地显示宝贝各脏脏器官的情况，检查宝贝的头部、四肢和脊柱等部位是否有发育畸形的情况。一般来说，大排畸检查能够查出宝贝是否患有先天性心脏病、唇腭裂、水肿胎、多指（趾）脊柱裂等畸形。准爸爸和孕妈妈拿到彩超检查报告单后，可以从胎头、胎动、股骨长等方面来看懂报告单。

▶ **胎头：** 轮廓完整为正常，缺损、变形为异常。

▶ **胎动：** 报告单上显示"有、强"为正常；显示"无、弱"则可能是宝贝正在睡觉，也可能是异常。

▶ **胎盘：** 根据彩超单上的位置判断胎盘位于子宫壁的哪个方位，胎盘正常的厚度为 2.5 ～ 5 厘米。

▶ **股骨长：** 是指宝贝大腿骨的长度，正常值与相应怀孕月份的 BPD 值差 2 ～ 3 厘米。

▶ **羊水：** 羊水深度在 3 ～ 7 厘米即为正常，其他范围则属于异常。

▶ **脊柱：** 宝贝脊柱连续即为正常，缺损则为异常。

注意事项 做大排畸检查之前，孕妈妈不要空腹，检查前应先排空尿液。孕妈妈还要保持愉快的心情，避免情绪波动。检查时如果因为宝贝体位原因看不清宝宝某些身体部位，可以先走动一段时间再检查。

2 了解孕妈妈的宫高腹围

从怀孕 20 周开始，孕妈妈应每个月测量 1 次宫高、腹围；怀孕 28 ~ 36 周每 2 周测量 1 次；怀孕 37 周后每周测量 1 次。如果连续 2 周的测量结果都显示宫高腹围没有发生变化，则要向医生咨询，找到原因。

宫高的测量方法：孕妈妈仰躺，用卷尺测得从下腹耻骨联合处至子宫底间的长度即为宫高。

腹围的测量方法：孕妈妈取立位，用卷尺测量孕妈妈平脐部环腰腹部的长度即为腹围。

宫高、腹围在怀孕的不同时间段内都有一个标准值，孕妈妈拿到产检报告单后可以根据这个标准值判断测量结果是否正常。不同孕周的宫高标准值可参考下图：

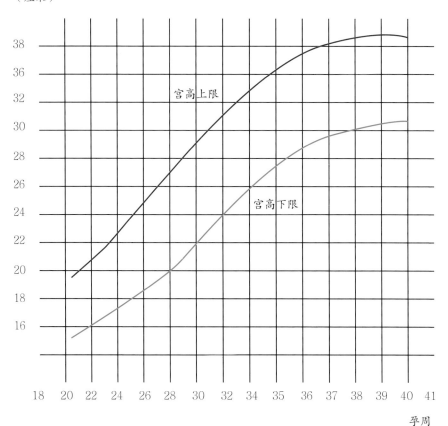

注：孕妈妈宫高的测量值在孕周所对应的宫高上限与宫高下限之间均为正常。

三、贴心奶爸下厨房

老婆，我虽不能为你分担身体的痛苦，但是可以在饮食上为你和宝贝提供保障，让你吃得开心、吃得放心，与你一起感受孕育新生命的幸福！

营养小百科

宝贝的生长发育和孕妈妈自身的营养需求在本月会有所增加，孕妈妈消化功能会受到一定的影响，准爸爸要保证孕妈妈营养摄入均衡，注意食物的多样化。

保证营养的足量摄入

宝贝在这个月生长速度快，需要孕妈妈摄入足够的营养才能满足宝贝的需求。孕妈妈营养的摄取主要通过食物获得，因此食物种类要多样化，保证各种营养都能均衡摄入。此外，本月孕妈妈还要重点补钙，以满足宝宝骨骼、牙齿等发育需求。

主食要多样化

随着肚子不断增大，孕妈妈需要补充足够的热量来保存体力和维持身体需要，因此需要合理进食主食，因为主食中含有丰富的碳水化合物，可以为孕妈妈提供热量。准爸爸在为孕妈妈准备主食时，应不断变换种类，可以选择大米、小米、玉米等多种主食。

坚持少吃多餐

本月，一次进食过多容易引起消化不良，也会导致营养过剩，使体重增长过快。准爸爸在为孕妈妈准备食物时，要适当控制其每餐的摄入量，在两餐之间准备点心，让孕妈妈做到少吃多餐。

适当进食动物肝脏

进入孕中期后，孕妈妈容易出现贫血的症状，需要通过饮食补充适量铁质。很多动物肝脏，如猪肝、鸡肝等都含有丰富的铁质，准爸爸可以适当为孕妈妈准备这些食物，预防孕期贫血。

2 关键营养素

本月是宝宝大脑、骨骼、牙齿和五官等部位快速发育的时期，需要补充相应的营养素，奶爸要根据宝贝本月的发育特点来合理安排饮食。

蛋白质

本月是宝宝肌肉和骨骼发育的关键时期，蛋白质能够促进宝宝肌肉及骨骼发育，满足宝宝大脑发育的需求，孕妈妈自身也需要足够的蛋白质维持正常功能。

碳水化合物

孕妈妈的肚子越来越大了，碳水化合物可以为孕妈妈日益沉重的身体负担提供热量，维持体力，满足孕妈妈基础代谢增加所需的热量。

铁

本月有些孕妈妈的贫血症状仍未得到改善，铁元素为孕妈妈补血，预防和治疗贫血症状，避免因缺铁性贫血而造成宝宝宫内缺氧。

钙

本月是宝宝骨骼和牙齿快速发育的关键时期，需要补充足够的钙促进宝宝骨骼和牙齿的钙化，补钙还能防止孕妈妈因缺钙而出现腰酸、腿疼等不适症状。

维生素 A

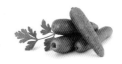

本月，宝宝的视力、听力等都在发育中，维生素 A 能够促进宝宝骨骼、视力、听力等发育，防止宝宝出现生理缺陷，并保护孕妈妈的牙齿、视力等。

维生素 C

维生素 C 也可以促进本阶段宝宝皮肤、牙齿、骨骼生长发育，增强孕妈妈的抗病能力，并且保护孕妈妈皮肤。

芦笋炒猪肝

扫扫二维码 视频同步学

营养功效 芦笋含有多种氨基酸和维生素，还含有硒、钼、铬、锰等营养成分，搭配含铁量丰富的猪肝炒制，孕妈妈食用能调节机体代谢、增强免疫力、预防贫血。

 原料

猪肝	350 克
芦笋	120 克
红椒	20 克
姜丝	少许

调料

盐、鸡粉	各 2 克
生抽、料酒	各 4 毫升
水淀粉、食用油	各适量

做法

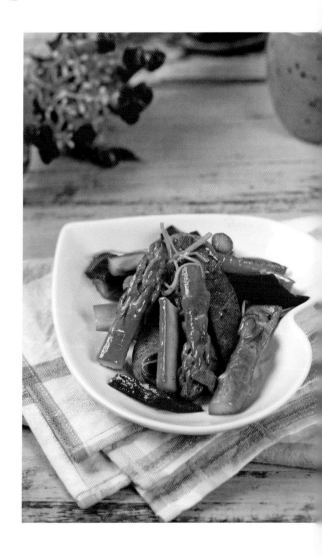

1 洗净的芦笋切长段；洗净的红椒去籽，切块；处理干净的猪肝切片，加入盐、料酒、水淀粉、食用油，腌渍 10 分钟。

2 锅中注水烧开，倒入芦笋，加入盐、食用油，拌匀，煮至断生，放入红椒块，煮至断生，捞出。

3 另起锅，注油烧热，倒入猪肝，炸至其变色，捞出。

4 锅底留油烧热，倒入姜丝，爆香，放入芦笋、红椒、猪肝，炒香，加入盐、生抽、鸡粉、水淀粉，炒至入味，盛出即可。

红枣小米粥

视频同步学
扫扫二维码

营养功效 小米的淀粉含量高达 70%，是一种能量食物，搭配维生素丰富的红枣煮粥，孕五月的孕妈妈食用能增强肌力、消除疲劳、提高人体免疫力。

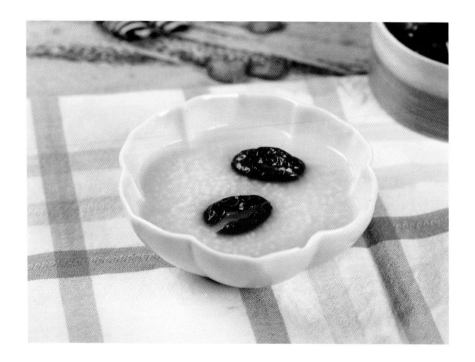

 原料

水发小米　　100 克
红枣　　　　100 克

做法

1 砂锅中注入适量清水烧热，倒入洗净的红枣，盖上盖，用中火煮约 10 分钟，至其变软。

2 揭盖，捞出煮好的红枣，放在盘中，放凉待用。

3 将放凉后的红枣切开，取果肉切碎。

4 砂锅中注入适量清水烧开，倒入备好的小米，盖上盖，烧开后用小火煮至米粒变软。

5 揭盖，倒入切碎的红枣，搅散、拌匀，略煮一小会儿。

6 关火后盛出煮好的粥，装在碗中即成。

四、准爸爸做胎教老师

已经迫不及待想对宝宝说话了，不知道我那可爱的小宝贝能不能听见我的声音呢？爸爸只想告诉你，跟你和妈妈在一起的时光是最幸福的。

1 一起玩踢肚游戏

与宝宝做游戏可以增加其活动的积极性，有利于其智力发育。准爸爸的参与，使宝宝更能感受到来自家庭的爱，对其性格发育也是有益的。

踢肚游戏是准爸爸通过用手掌轻轻拍击孕妈妈的腹部，诱引宝宝用手或用脚踢的方式回击，从而达到胎教的目的。孕期经过踢肚游戏训练的宝宝，在出生后学习站立和行走时间要短一些，动作也要更灵敏，性格更加活泼。

准爸爸跟宝宝玩踢肚游戏时，要掌握好时间，可以根据宝宝的作息规律进行胎教，不要在宝宝睡觉时进行。准爸爸可以在每晚临睡前进行胎教，每天可以进行两次，每次的时间不宜过长，几分钟即可，长时间玩游戏，容易导致宝宝兴奋，从而影响孕妈妈的夜间睡眠。

2 与胎宝宝对话

本月宝宝的听觉开始发育了，准爸爸可以多跟宝宝说说话，让宝宝熟悉爸爸的声音。爸爸的声音带有磁性，宝宝很喜欢这种声音，而且男性的声音容易传入子宫内，与宝宝对话的互动中还能增强亲子感情。

准爸爸在空闲时间，根据宝宝的作息规律，在其醒着的时候隔着孕妈妈肚皮，与腹中的宝宝对话。对话的内容可以多种多样，爸爸可以将一些有趣的事情讲给宝宝听。如果爸爸在讲话的过程中，宝宝有胎动反应，还可趁此机会与宝宝进行互动。准爸爸可以给宝宝取一个乳名，并在胎教时经常呼唤宝宝的名字，等到宝宝出生后再唤其乳名时，宝宝会更有安全感。

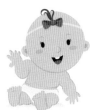

游戏方法:

准爸爸轻轻拍击孕妈妈腹部,当孕妈妈感觉宝宝有回应后,可以再次轻轻拍打被踢的部位,过一会儿宝宝又会有回应,准爸爸此时可以更换拍打的部位,吸引宝宝朝着准爸爸拍打的地方踢,这样宝宝能得到更好的活动,但要注意不要离宝宝初次踢的地方太远,以免宝宝无反应。准爸爸在玩游戏时,还可以边玩边和宝宝说话,让宝宝猜猜爸爸用的是哪只手,这样互动效果会更好。

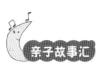

亲子故事汇

扫一扫二维码,与胎宝宝一起听故事,开启亲密亲子时光。

会打鸣的
小老虎达达

空罐头的旅行记

两张大嘴巴

没有主意的小兔子

球鞋飞走了

神奇的颜色魔法

帅帅鼠看牙

双胞胎姐妹松鼠

五、一家人的运动

爱你是危险时紧牵你的手，爱你是运动时一直守护你左右，爱你是马路上在你左边走，爱你是陪伴你直到天涯尽头。

◤◤◤ 与老婆一起踮脚尖

踮脚尖运动是一种健康的有氧运动，可以促进血液循环，锻炼小腿肌肉。本月孕妈妈可以在准爸爸的陪伴下适当做这个动作，准爸爸如果发现孕妈妈有不适，应让孕妈妈立即停止做此动作。

步骤 **1**

准爸爸准备好一块瑜伽垫，孕妈妈双脚并拢站立于瑜伽垫上，双臂向上伸展、合掌。

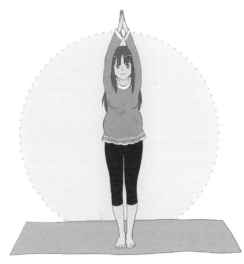

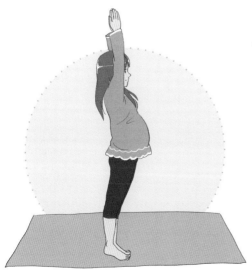

步骤 **2**

孕妈妈脚跟离地，重心放于两脚脚尖上，保持身体平衡，目视前方。准爸爸可以站立于孕妈妈旁边或身后，以防止孕妈妈重心不稳。

做一做猫式瑜伽

猫式瑜伽能够很好地伸展孕妈妈的背部和腹部肌肉、舒展骨盆，还能放松肩颈和脊椎，并放松精神、保持心情愉悦，这一运动对于身体负荷日益加重的孕妈妈来说可以起到有效的调节作用。

步骤 **1**

准爸爸准备好瑜伽垫，孕妈妈身体呈四脚板凳状跪立在瑜伽垫上，双手和双膝着地，与地面垂直，双臂、双大腿分开与肩同宽。吸气、抬头、提臀、塌腰，双眼尽量向上看。

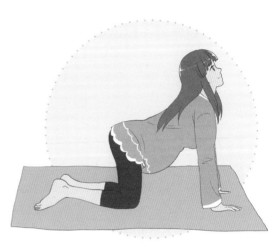

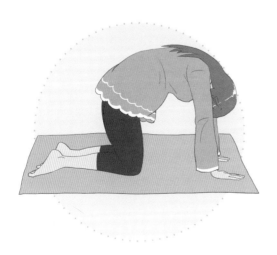

步骤 **2**

呼气，低头，含胸拱背，用下巴触碰锁骨，臀部向下沉，大腿始终垂直于地面，身体还原。重复练习 5 ~ 10 次。

六、贴心照料孕妈妈

老婆，看着你身体出现孕期不适，我真的好心疼！我想，除了能做点可以缓解你不适的运动，其实还可以时常逗你开心，缓解缓解压力，不是吗？！

1 用听诊器听胎心

从孕 18 ~ 20 周开始，就可用听诊器经孕妈妈腹壁听到胎儿心脏的搏动音了。准爸爸可以准备一个听诊器，让孕妈妈平躺或坐好，然后将听诊器放于孕妈妈腹部听胎心。听诊器的声音很弱，可能听不太清楚，准爸爸要有耐心，并且保持周围环境安静。胎心搏动快慢与宝宝所处状态关系密切，当宝宝清醒时，胎心就会加快；当胎儿处于安静睡眠状态时，胎心就会减慢。

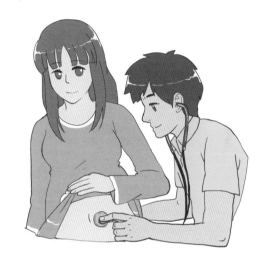

2 体验胎动的感觉

本月，孕妈妈已经能够感受到胎动了，宝宝已经可以做多种动作了，胎动的感觉也有很多种，每个妈妈的胎动感觉也会有所不一样。一般来说，宝宝在晚上更加活跃，胎动也更为明显，妈妈可以在晚饭后的 19:00 ~ 23:00 之间与准爸爸一起体验胎动。

胎动次数的多少、强弱等都是宝宝健康与否的信号，正常情况下，胎动每小时应不少于 3 次、12 小时胎动大于 30 次。如果发现胎动每小时少于 3 次、12 小时少于 20 次，则要去医院检查宝宝是否缺氧。为了能够准确地记录胎动的情况，孕妈妈应每天在固定时间自测胎动，如在早、中、晚各测一次，每次 1 小时。测胎动时，宜采取左侧卧位，集中注意力，平心静气地感受胎动。准爸爸可以在旁边记录下每一次胎动，然后将一天中的胎动数相加，以检查胎动次数是否正常。

3 和老婆来场短期旅行

孕妈妈长期待在工作环境中或家中，容易引起一些情绪上的变化，准爸爸不妨在空闲的时候带着孕妈妈来一场短期旅行。这样既可放松身心，又可以呼吸新鲜空气，让孕妈妈换换环境，也有利于情绪的调节。

在短期旅行前，准爸爸要做好准备工作，确保孕妈妈在旅途中的安全。一般来说，孕期旅行需要注意以下事项：

◆　出门前准爸爸要制订详细的出游计划，包括要去什么地方、住宿安排、行程安排等，行程中还要安排孕妈妈休息的时间。

◆　如果准爸爸觉得在旅游过程中无法照顾好孕妈妈，则可以邀请其他家人同往，这样更方便照顾孕妈妈。

◆　准爸爸不要忘了随身携带孕妈妈常用的药物，还可带一些治外伤的药，如创可贴等。如果孕妈妈在旅途中身体不适，则要到当地医院进行检查。

◆　在旅行的过程中，准爸爸不可让孕妈妈做一些激烈或危险的运动，如爬山、行走在陡坡上等，应该以运动强度较低的运动为主。

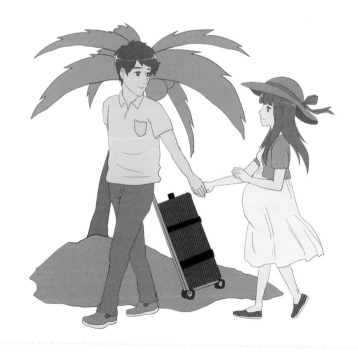

4 帮老婆克服孕期失眠

睡眠是孕妈妈最好的休息方式，但是随着肚子的增大，子宫对各器官的压迫会使得孕妈妈经常出现失眠的症状。如果孕妈妈睡眠不足，就可能会造成疲劳过度、身体抵抗力下降等不良影响，所以准爸爸要从生活护理、饮食等方面帮助孕妈妈克服失眠。

◆ 准爸爸平时要多和孕妈妈聊天，让孕妈妈释放心中的压力，保持愉快的心情，这对改善睡眠质量非常重要。

◆ 在睡觉前，准爸爸还要提醒孕妈妈少喝水，可以为孕妈准备一杯温牛奶，能起到催眠的作用，让孕妈妈睡得更香。

◆ 晚上睡觉前，准爸爸应该提醒孕妈妈采取左右侧卧位交替的方式睡觉，这样可以保障回心血量，减少夜间腿抽筋的现象发生，从而减少夜间醒来的次数，保障睡眠质量。

◆ 准爸爸平时还可为孕妈妈准备一些具有改善睡眠作用的食物，如虾、动物肝肾、玉米等含铜量高的食物。如果孕妈妈体内缺乏铜，就会使神经系统的抑制过程消失，导致内分泌处于兴奋状态，从而影响睡眠。

5 安抚老婆多疑情绪

受到体内激素分泌的影响，有些孕妈妈容易多疑，经常会影响情绪，小题大做，情况严重的会导致控制不住情绪而危害身体健康。准爸爸在这期间应该给予孕妈妈充分的安全感，多与妻子沟通，想办法消除妻子的疑虑。

当准爸爸发现妻子情绪不佳时，可以主动问妻子是否有疑虑，如果有，要向妻子解释清楚。丈夫多陪伴妻子是消除妻子疑虑的好办法，因此，准爸爸再忙也要抽空在家陪伴妻子，让妻子不要认为是自己在独自承受一切。准爸爸还可以安排妻子与其他孕妈妈多见面，让她们相互倾诉、倾听，说出自己心中的疑虑，这样也有助于释放压力。

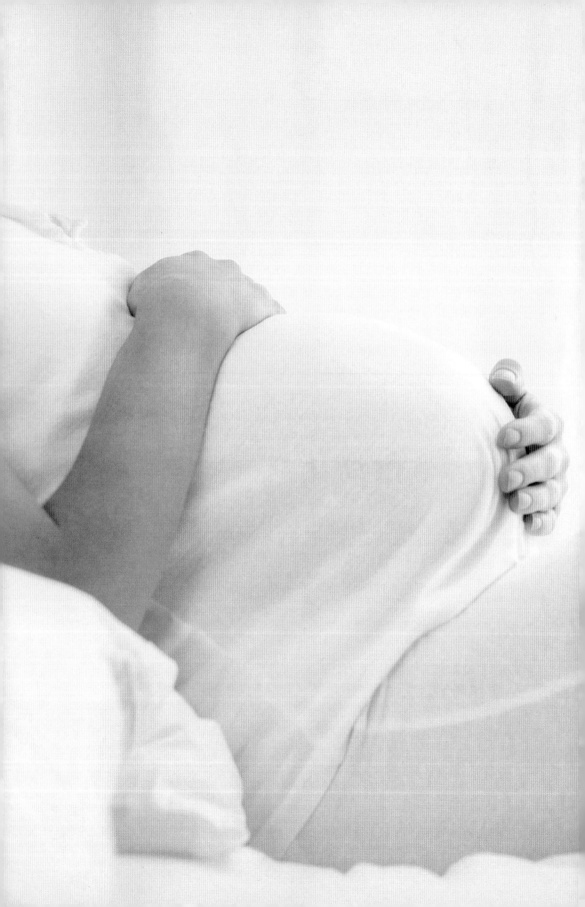

Part 7

行动迟缓的
孕六月

亲爱的，时间飞快，不知不觉你已经怀孕六个月了，无论身形还是步态，都是一个标准的孕妇了。亲爱的，趁着孕中期的美好时光我们多出去走走吧。

一、老婆和宝贝的变化

老婆，我知道你的身体有些不适，但是你一定要记住，你不是在孤军奋战，我一直都在你身边，我们一家人是一个整体，要齐心协力度过这个幸福又辛苦的时期。

　　孕妈妈的腹部变得更加沉重，体重日益增加。由于子宫增大，导致皮肤被拉长，腹部、大腿或乳房部位可能会出现瘙痒症状。子宫压迫肠胃还可能会使孕妈妈出现消化不良、痔疮等不适症状。

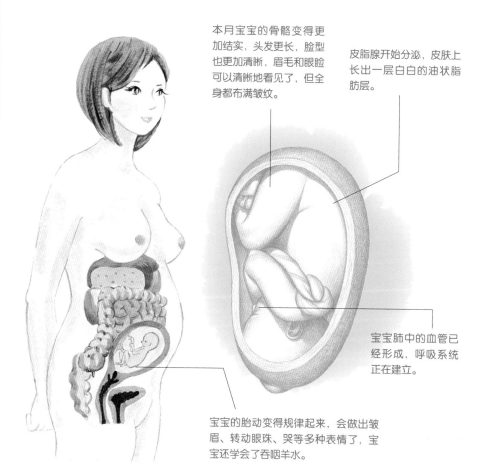

本月宝宝的骨骼变得更加结实，头发更长，脸型也更加清晰，眉毛和眼睑可以清晰地看见了，但全身都布满皱纹。

皮脂腺开始分泌，皮肤上长出一层白白的油状脂肪层。

宝宝肺中的血管已经形成，呼吸系统正在建立。

宝宝的胎动变得规律起来，会做出皱眉、转动眼珠、哭等多种表情了，宝宝还学会了吞咽羊水。

二、陪老婆做产检

炊烟起了，我在门口等你；夕阳下了，我在山边等你；叶子黄了，我在树下等你；细雨来了，我在伞下等你；产检来临了，我会一直陪着你！

1 妊娠糖尿病检查

妊娠糖尿病的发病率较高，每位孕妈妈都应该做这项检查，以便能够及时发现病症并进行治疗。如果妊娠糖尿病得不到及时控制，就可能会导致孕妈妈出现流产、早产、妊娠高血压等危害，还容易造成胎儿畸形。在做糖筛检查前，孕妈妈需要空腹 8 小时，如果第二天有抽血检查，前一天晚上 12 点前就不要进食了。

有些孕妈妈容易患妊娠糖尿病，有以下情况的孕妈妈要更加重视妊娠糖尿病的筛选。

- ◆ 年龄超过 35 周岁的孕妈妈。

- ◆ 有糖尿病家族史者。

- ◆ 出现过反复流产的孕妈妈。

- ◆ 有过胎儿畸形、死胎、早产的孕妈妈。

2 糖耐量检查

如果糖筛的检查结果显示高危，则要进行糖耐量检查，以确诊孕妈妈是否患有妊娠糖尿病。一般检查出血糖高的孕妈妈，在经过糖耐量检查后只有三分之一会被确诊患有妊娠糖尿病。

在糖耐量前，孕妈妈需空腹 12 小时。先是进行空腹抽血检查，然后医生会给孕妈妈 75 克的葡萄糖粉溶于 300 毫升的水中，在 5 分钟内喝完。1 小时、2 小时后再分别抽血检查 1 次。糖耐量检查的正常值为：空腹 5.6 毫摩尔 / 升，1 小时 8.5 毫摩尔 / 升。当其中有 1 项或 1 项以上达到或超过正常值，就被确诊为妊娠糖尿病。喝完葡萄糖水后，孕妈妈可以适量喝一些白开水，这样可以避免身体产生不适。

三、贴心奶爸下厨房

往锅中倾注我浓浓的爱意，使出浑身解数让营养留在饭菜里，只想让你吃在嘴里也甜在心里，然后用一个满意的眼神给我最大的鼓励。

营养小百科

本月，不少孕妈妈的胃口不错，准爸爸可以准备一些营养丰富的美味供孕妈妈享用，同时应注意通过饮食来调节孕妈妈身体的不适。

调整饮食习惯

本月是体重快速增长的时期，孕妈妈不要挑食、偏食，荤素要合理搭配，适当吃主食，还要科学饮水和吃水果。一些有刺激性的食物要避免食用，不管自己有多想吃也要加以控制。还要减少外出就餐，保证饮食卫生，避免肠道受感染。

多吃润肠通便的食物

进入孕中期后，孕妈妈容易出现便秘的症状，准爸爸可以为孕妈妈准备一些润肠通便的食物，如菠菜、芹菜、香蕉等新鲜蔬菜和水果。孕妈妈的饮食还要清淡，不要进食辛辣和高盐的食物，以免加重便秘的症状。

避免营养过剩

孕妈妈和宝宝在孕期需要摄入的营养是有限的，只要满足身体需要即可，营养过多就会转化为脂肪堆积在体内，影响产后恢复，或多余的营养让宝宝成为巨大儿，为分娩增加困难。

控制含糖量高的食物摄入

孕期糖类摄入过多，容易引发妊娠糖尿病。准爸爸在准备食物时，可以提前了解一些常见食物的含糖量，对于含糖量高的水果可以少准备一些，孕妈妈每天吃水果不要超过100克。

2 关键营养素

本月宝宝的生长速度明显加快，骨骼仍处于快速生长期，大脑发育还在继续，孕妈妈贫血的症状还未消失，要及时补充蛋白质、钙、铁等多种营养素。

脂肪

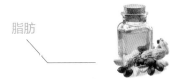

在宝宝大脑快速发育的本月，脂肪摄入不可少。如果孕妈妈无法摄入足够的脂肪，就会影响宝宝脑细胞的发育，容易引起智能发育缺陷。

蛋白质

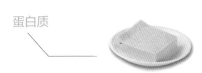

宝宝各器官的发育，都依靠体内组织蛋白质的合成与积累为基础，本月宝宝大脑在快速发育中，也需要足够的蛋白质。

铁

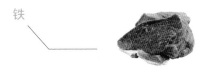

本月，随着宝宝不断生长发育，以及孕妈妈自身血容量的不断增加，对铁元素的需求也在增加，如果缺铁就会造成缺铁性贫血。

钙

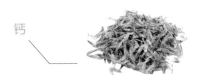

本月宝宝的骨骼和牙齿发育仍然需要钙，孕妈妈可以从饮食中摄入足够的钙，为宝宝的发育打好基础。

维生素 B$_{12}$

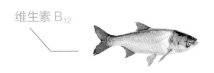

孕妈妈本月的焦虑情绪会越来越严重，维生素 B$_{12}$ 可以缓解孕妈妈焦虑、恐惧的情绪，还能促进红细胞形成及再生，对预防贫血有一定的作用。

膳食纤维

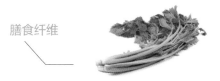

本月孕妈妈的便秘症状仍然较为严重，应该适当摄入膳食纤维，促进肠道蠕动和排便，缓解便秘症状。

爱心食谱推荐

血豆腐

视频同步学
扫扫二维码

营养功效 豆腐除有增加营养、帮助消化、增进食欲的功能外，搭配猪血同食，能使孕六月的准妈妈血液中铁的含量增加。

原料

北豆腐	90克
猪血	120克
姜片、蒜末、葱段、香菜	各少许

调料

盐、鸡粉	各2克
老抽	4毫升
五香粉	5克
生抽	5毫升
水淀粉、食用油	各适量

做法

1 豆腐切方块；洗净的猪血切成块状。

2 锅中注水烧开，倒入猪血、豆腐，余煮片刻，捞出，沥干待用。

3 热锅注油烧热，倒入姜片、蒜末、葱段、爆香，放入五香粉、生抽，注水，煮至沸，倒入猪血、豆腐，搅拌，淋入老抽，盖上盖，大火焖至入味。

4 掀开盖，放入盐、鸡粉，调味，淋入水淀粉，翻炒收汁，盛出装入盘中，摆放上香菜即可。

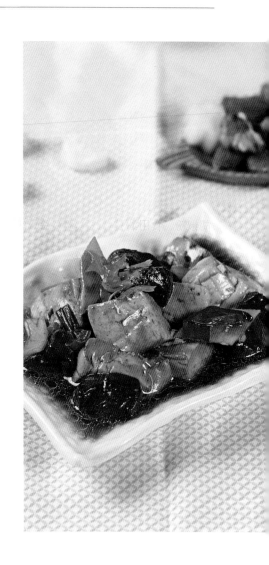

家常鱼头豆腐汤

营养功效　鱼头中含有蛋白质、维生素和矿物质，可以补充人体所需的铁和维生素 B$_{12}$，有助于孕六月的准妈妈囤积造血原料，预防贫血。

原料

香菇	10 克
冬笋	20 克
豆腐块	300 克
鳙鱼头	250 克
葱段、姜片	各少许
高汤	适量

调料

盐、鸡粉	各 2 克
胡椒粉、食用油	各适量

做法

1 锅中注入适量清水烧开，倒入豆腐、冬笋、香菇，拌匀，煮 5 分钟，捞出食材，放入盘中备用。

2 锅内倒入食用油烧热，放入姜片，爆香，放入鱼头，煎至两面呈现金黄色，倒入高汤，煮至沸。

3 将锅内的鱼头汤倒入准备好的砂锅中，盖上锅盖，调至大火，待其煮沸后调至小火煮 25 分钟。

4 揭开锅盖，倒入豆腐、冬笋、香菇，放入盐、鸡粉、胡椒粉，拌至食材入味，煮沸后加入葱段，盛入盘中即可。

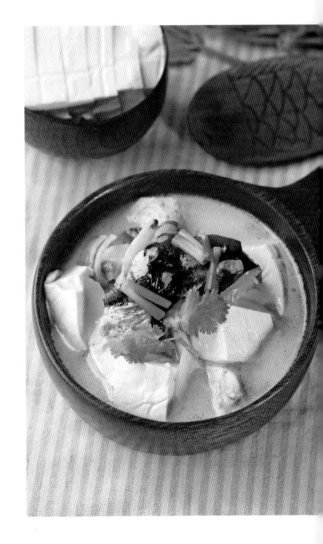

四、准爸爸做胎教老师

宝贝，在最近的胎教过程中，爸爸发现你越来越有性格了。不知道你的性格是像妈妈呢，还是更像我，但不管像谁，都不会影响我对你的爱。

1 宝宝也会生气

当宝宝开始有自我意识后，能将对外界的感受转化为情绪。因此，在进行胎教时，准爸爸妈妈会发现，有时候宝宝会用力踢子宫壁，这可能是因为宝宝受到外界压迫，产生的不高兴反应。也有研究表明，宝宝在听到讨厌的声音时，会因为不高兴而躁动。准爸爸在进行胎教时，可以根据宝宝的反应判断其喜不喜欢某一首曲子、某个故事等，并根据宝宝的喜好选择胎教内容。

准爸爸还可经常逗孕妈妈开心，减少孕妈妈的不良情绪。因为宝宝可以感觉到孕妈妈的情绪，如果孕妈妈经常情绪不稳定，宝宝会不开心，甚至会认为妈妈不喜欢自己，对其出生后的性格也会造成不良影响。

2 与宝宝一起听歌谣

这个月宝宝的听力进一步发展，对子宫外的声音也更加敏感，准爸爸可以有计划地进行音乐胎教，刺激宝宝的听觉器官。准爸爸可以选择音质较好的录音带或者用收音机跟孕妈妈和宝宝一起欣赏歌谣。但要注意的是，音乐播放器不可以直接放于妈妈腹壁上，以免损伤宝宝的听觉神经。准爸爸可以购买胎教专用的传声器，直接放在腹壁上给宝宝听。

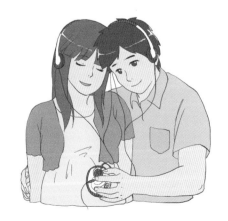

准爸爸妈妈每天可以跟宝宝一起听 1 ~ 2 次歌谣，每次 15 ~ 20 分钟。选择的歌谣可以是民谣，也可以是儿歌，歌谣的节奏要平缓、流畅，不宜选用声调太高的歌谣。

3 让老婆勤动脑

这个月是宝宝大脑高速发育的时期，准爸爸要鼓励老婆多动脑、多思考。孕妈妈勤动脑可以使宝宝不断接受刺激，促使其大脑神经和细胞的发育。孕妈妈在读书、听音乐时都可以进行思考，这样能将思想传递给腹中的宝宝，并使宝宝也爱上思考。在读书时，孕妈妈可以想象文字描述的情节；听音乐时可以带着宝宝一起进入音乐的世界，感受音乐表达的意境，而不要在看书或听音乐的过程中胡思乱想。孕妈妈还可以在家人的陪伴下经常去博物馆和美术馆看艺术作品，在看的过程中要去理解作品所要传递的信息，这样不仅能将美的感受传递给宝宝，还能教宝宝怎样思考。

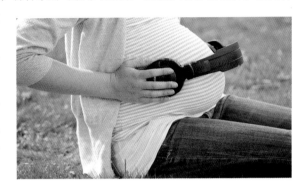

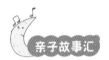
亲子故事汇

扫一扫二维码，与胎宝宝一起听故事，开启亲密亲子时光。

四季娃娃捉迷藏	小汽车穿新衣	熊猫乐乐的音乐梦	野山梨妈妈的故事
真正的好朋友	雨燕和蜘蛛的故事	猪八戒吃大西瓜	自卑的小章鱼

五、一家人的运动

老婆，从你表情上看，最近你的身体好像有些不适，我们可以通过运动来缓解。你知道吗，运动的时候你看起来十分迷人。

用拐杖式瑜伽预防腿抽筋

孕中期，孕妈双腿负担加重，腿部肌肉经常处于疲劳状态。加上胎宝宝迅速发育，会从母体吸收更多的钙，使孕妈妈容易出现缺钙的情况，从而容易引起腿抽筋。拐杖式瑜伽能有效锻炼腿部肌肉，增强腿部力量，从而缓解腿部抽筋。

步骤 1

准爸爸为孕妈妈准备瑜伽垫，让孕妈妈坐于瑜伽垫上，使膝盖尽量下压并拉伸腿部后侧，脚尖勾回。双臂向两侧打开，双手用力伸直，挺胸，放松肩部肌肉。

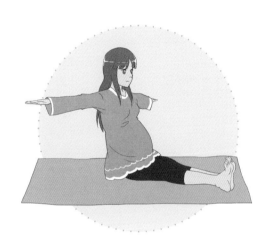

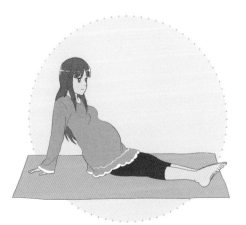

步骤 2

双手在身后支撑，伸直双腿，保持深长的腹式呼吸，左右摇晃双腿进行放松。在孕妈妈向后支撑时可以由准爸爸辅助，以免孕妈妈受伤。

▶️ 胸部练习

随着孕期激素水平的变化，孕妈妈的乳房更加饱满了，已开始为产后分泌乳汁做准备。此时孕妈妈的乳房较为敏感，经常会出现胀痛感，孕妈妈可以通过锻炼胸部肌肉来缓解胀痛感。坐山式就是一种能够锻炼胸部肌肉、缓解乳房胀痛的瑜伽动作。

步骤 1

准爸爸将瑜伽垫放在靠墙的位置，或准爸爸站在瑜伽垫后，保护孕妈妈。孕妈妈采用舒适的坐姿坐于瑜伽垫上，上半身挺直。双臂上举，双手十指相交，掌心向上，双手伸展举过头顶。

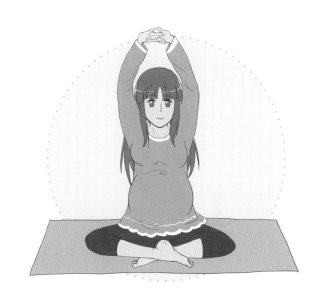

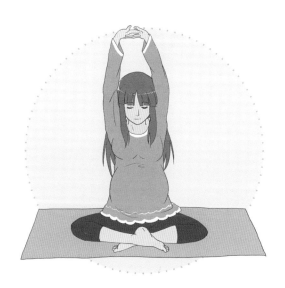

步骤 2

将下巴抵在胸骨上，双臂尽量向上伸展，深长而平稳地呼吸。保持 30 秒钟，还原至初始坐姿，交换双腿的前后重复练习。

六、贴心照料孕妈妈

老婆，在这几月中，你有太多事情让我感动，我知道无法分担你身体上的痛苦，但是我会尽全力将你的衣、食、住、行安排得妥妥当当。

1 避免让老婆做危险动作

准爸爸应该让孕妈妈多休息，可以适当让孕妈妈做些家务活，但是一些重活和容易引起危险的动作要禁止孕妈妈做。如果需要在高处取物品或搬移凳子等，应该让准爸爸来做，孕妈妈做这些动作容易出现重心不稳和摔倒等意外。在做家务时，孕妈妈也要避免做下蹲的动作，因为此时肚子很大，下蹲非常困难。需要长时间站立的家务活也不要做。

2 保障老婆的出行安全

怀孕后，孕妈妈也会经常出门走动，比如说逛街、散步等，出门前准爸爸可以先观察天气情况，了解交通状况后，再让孕妈妈出门，避免在外出时造成不必要的麻烦。

◆ 如果今天孕妈妈打算出门，准爸爸可以先收听天气预报，在确定天气晴朗、气温适宜的情况下，才可以安心让孕妈妈出门。

◆ 孕妈妈出门应该避免交通高峰期，因为交通高峰期出门容易堵车，使孕妈妈在车上焦虑不安。如果是乘坐公共交通出门，则人太多容易挤压到孕妈妈的腹部。

◆ 乘坐小汽车出门时，还要注意系好安全带，避免紧急刹车时腹部受到撞击。孕妈妈也不宜长时间坐在车中，如果路程较远，在中途可以下车活动筋骨，促进血液循环。

◆ 乘坐小汽车或公交车时，孕妈妈尽量靠近窗户坐，可以将窗户打开一点，以保证车内的空气流通。但是如果路上车太多，就不要开窗了，以免吸入过多汽车尾气。

3 帮老婆翻身

孕妈妈夜间睡觉时需要不断更换睡姿，因此需要经常翻身，但是笨重的身体使得翻身越来越困难。准爸爸在夜间应该主动帮助孕妈妈翻身，如果担心自己睡得太沉，无法发现孕妈妈需要翻身，则可以让孕妈妈轻轻将自己推醒。准爸爸早上起床时也要帮助孕妈妈坐起来，因为肚子变得更大后，起床也会变得困难。

4 帮老婆摆脱腿抽筋

进入孕中期后，孕妈妈在睡觉或起床时容易发生腿抽筋，症状出现后，准爸爸可以采取一些紧急措施缓解孕妈妈的疼痛，也要在饮食方面进行调理。

◆孕妈妈腿抽筋后，准爸爸可以让孕妈妈将腿到腿跟的部位绷直，将脚趾回勾，这样做有利于减轻抽筋产生的疼痛感。

◆抽筋时，准爸爸可以让孕妈妈伸直腿，将脚跟放在自己的大腿上，用拇指轻轻按压孕妈妈的太冲穴，以缓解抽筋带来的不适。

◆提前预防是减少抽筋的好方法，准爸爸要督促孕妈妈适当运动，不可久坐或久站。散步、练瑜伽等都能减少抽筋发生的次数。

◆在寒冷的季节，孕妈妈要注意下肢保暖，受寒也容易导致腿抽筋。平时不可太劳累，要有足够的休息时间。

◆孕妈妈缺钙容易造成腿抽筋，因此准爸爸要准备一些富含钙的食物及可促进钙吸收的维生素 D 等给孕妈妈食用。

5 多夸赞老婆

孕妈妈身材走样，皮肤也可能不如孕前有光泽，很多孕妈妈因此没有自信，心情也不好，这样容易导致孕期焦虑、抑郁等，需要准爸爸多安慰孕妈妈。准爸爸可以经常夸赞孕妈妈漂亮、勇敢，准爸爸的赞美可以给孕妈妈很大的鼓励，使其找回自信，心中也更有安全感，还能缓解焦虑的情绪。

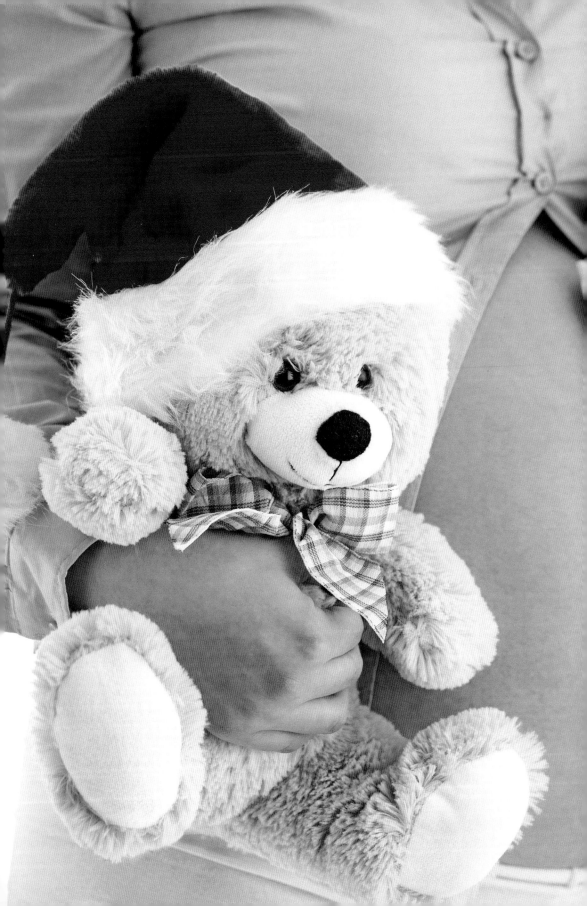

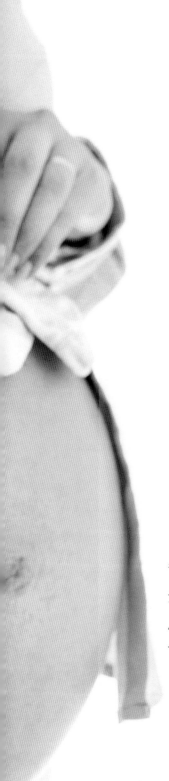

Part 8

腰酸背痛的
孕七月

　　随着肚子越来越大，你的腰酸
背痛也在升级，平时站着都很辛苦。
亲爱的，你坐下，让我来给你按摩按
摩。我们找个时间去拍一套大肚照吧，
记录下这段珍贵又特别的日子。

一、老婆和宝贝的变化

老婆，早上起来的时候看到你在镜子前端详自己的身体，眼里有惊喜也有些怀疑。不用怀疑，亲爱的，你在我心中永远是最美！你是我永远的唯一。

　　进入妊娠的第 7 个月，准妈妈身体为保持平衡略向后仰，步履较以前笨重，腰部易因疲劳而疼痛。由于胎盘的增大、羊水的增多，准妈妈的体重每周可增加 500 克。增大的子宫对盆腔压迫加重，使下半身静脉回流受阻程度加重，可能会出现痔疮。便秘、腿肚子抽筋、头晕眼花症状在此期时有发生。

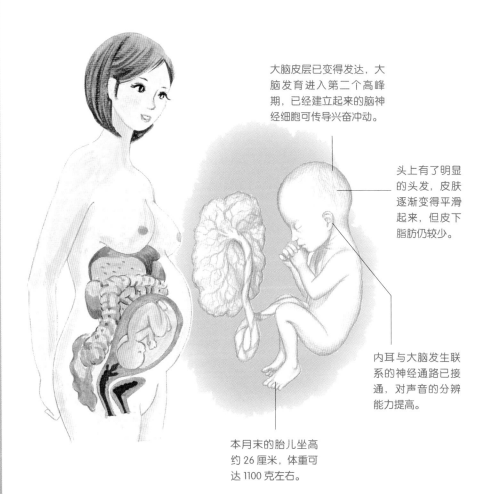

大脑皮层已变得发达，大脑发育进入第二个高峰期，已经建立起来的脑神经细胞可传导兴奋冲动。

头上有了明显的头发，皮肤逐渐变得平滑起来，但皮下脂肪仍较少。

内耳与大脑发生联系的神经通路已接通，对声音的分辨能力提高。

本月末的胎儿坐高约 26 厘米，体重可达 1100 克左右。

二、陪老婆做产检

你的眼睛像深邃的湖水，你的脸颊像绯红的朝霞，你的身体里孕育着我们的未来，隐秘而又幸福。今天，让我陪你去做产检，保证你和宝宝的安全。

妊娠高血压预测

孕中期以后是妊娠高血压综合征的高发时期，孕期缺乏营养、年龄因素、有高血压病史或家族史、慢性高血压、慢性肾炎等都可以增加患此病的风险。一般来说，初产妇的发病率更高，一旦发病，危害极大。因此，这次产检必须进行此病症的筛选，以免在之后的妊娠和分娩过程中对孕妈妈和胎儿产生严重的危害。

在妊娠高血压综合征的筛查项目中，应了解孕妈妈有无头痛、胸闷、眼花、上腹部疼痛等自觉症状，孕妈妈平时出现这些症状时，也应该去医院进行检查，不要等到病情严重时再治疗。在筛选检查中，孕妈妈需要进行眼底检查、体重、血压、尿量、凝血功能、尿常规、心肝肾功能等各项常规检查。还应对胎儿进行胎心、胎儿发育情况、胎动、B超监测胎儿宫内状况、胎心监护和脐动脉血流等各项常规检查。

心电图检查

对于进入孕七月的准妈妈来说，做个心电图检查十分有必要。通过心电图，可以了解到准妈妈的心脏功能，排除心脏疾病，以确认准妈妈是否能承受分娩，有问题的话要去内科及时进行治疗。

做心电图检查时要注意： 不要空腹做心电图，以免出现低血糖，引起心跳加速，影响结果；不要在匆匆忙忙的状态下去做，检查前最好先休息一会儿，等平静下来再做；检查时不要紧张，也不要说话；做心电图时，最好穿一些易解脱的衣服，最好别穿连衣裙；如果身上有手表、手机，最好取下来放在一边，以免产生干扰。

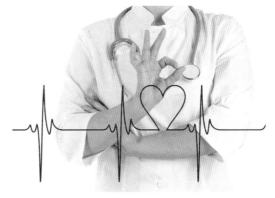

三、贴心奶爸下厨房

看到你最近胃口这么好，我由衷的高兴，能够为你下厨房，是我的荣幸和义不容辞的责任。亲爱的，快告诉我，今天你想吃点什么？

营养小百科

这个月的饮食原则应该是在保证孕妈妈营养的同时，控制好孕妈妈的体重增长，防止增长过快，导致肥胖超重。

保证进食食物的酸碱平衡

通常 pH 值在 7.35 ~ 7.45 之间的时候，血液呈弱碱性，人体各方面生理机能正常，免疫能力良好。想要实现饮食搭配酸碱平衡的目的，就要在控制酸性食物量的同时，尽可能补充三餐中碱性食物的量。

粗细搭配控制体重

孕七月将要步入孕晚期，孕妈妈的主食最好粗细搭配，用粗粮、杂粮和薯类来代替一部分精米、精面，每天最好能吃 50 ~ 100 克，主食总量控制在 250 ~ 400 克之间。粗粮蒸着吃、煮粥吃都是很不错的，能帮助孕妈妈控制体重。

控制食盐摄入量

怀孕期间，孕妈妈容易出现水肿和高血压，因此要控制食盐的摄入量。如果孕妇常吃过咸的食物，不仅会导致孕妈妈体内钠潴留，引起水肿，还会使孕妈妈的血压升高，不利于母体与胎儿的健康。

少吃罐头食品

从营养学的角度看，罐头食品在生产过程中经过高热式蒸煮杀菌的工序，使这类食品，尤其是水果、蔬菜类的营养成分有很大的损失。为了延长食物的保存期，罐头内都加了防腐剂和其他化学添加剂。

2 关键营养素

孕七月，胎宝宝长得越来越大，所需要的营养素也比以往更多。孕妈妈要在医生的指导下，科学进补。

"脑黄金"

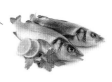

"脑黄金"是细胞脂质结构中重要组成成分，存在于许多组织器官中，特别是在神经、视网膜组织器官中含量丰富。本月胎儿大脑发育迅速，尤其需要补充。

B 族维生素

B 族维生素有调节身体各项机能的作用，如维生素 B_1 就有调节神经系统生理活动的作用。对本月宝宝的健康成长起着关键的作用。

蛋白质

蛋白质是生命的物质基础，胎儿发育过程中，大脑、血液、骨骼、肌肉、皮肤、毛发、内脏等都是由蛋白质组成。本月宝宝的发育需要补充更多的蛋白质。

脂肪

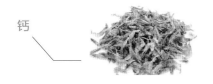

脂肪是构成组织的重要营养物质，在大脑活动中起着重要且不可替代的作用。如果缺乏，会导致孕妈妈热量摄入不足和必需脂肪酸的缺乏。

钙

钙可以被人体的各个部分利用，它能够维持神经肌肉的正常张力。孕妈妈缺钙会导致小腿痉挛、腰酸背痛、关节痛、水肿等不适。

硒

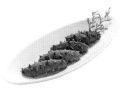

硒可以降低孕妈妈的血压，消除水肿，改善血管症状，预防和治疗妊娠期高血压疾病，抑制妇科肿瘤的恶变。严重缺硒时，可发生先兆子痫，导致胎儿畸形。

▶ 爱心食谱推荐

燕麦花生小米粥

视频同步学
扫扫二维码

营养功效 花生中含有不饱和脂肪酸，是孕妈妈补充脂肪的佳品。此外，花生还含有维生素 E、锌，能帮助孕七月的准妈妈增强记忆力，滋润皮肤。

 原 料

花生	30 克
小米	15 克
燕麦	10 克

 调 料

冰糖	30 克

 做法

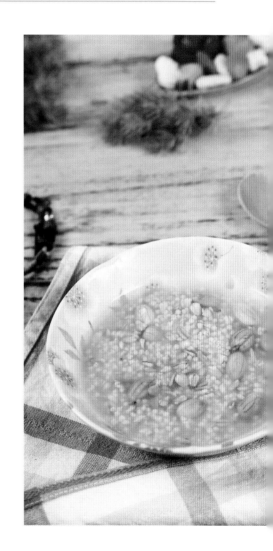

1 锅中倒入约 900 毫升清水烧热，下入洗好的花生，再倒入洗净的小米。

2 煮沸后倒入备好的燕麦，盖上锅盖，转小火煮约 40 分钟至锅中食材熟透。

3 揭开盖，倒入冰糖。

4 盖好锅盖，煮约 3 分钟至冰糖溶化。

5 取下盖子，搅拌几下。

6 关火后盛出煮好的食材，放入汤碗中即成。

黄花鱼豆腐汤

营养功效　　黄花鱼富含"脑黄金"，孕七月的准妈妈食用能为胎宝宝储备益智营养素，促进胎宝宝的智力发育。

 原料

黄花鱼	150 克
豆腐	80 克
生姜片、葱花	各少许

 调料

盐、鸡粉、料酒、味精	各适量
胡椒粉、食用油	各适量

做法

1　洗净的豆腐切方块。

2　锅中注入食用油，烧热，放入处理干净的黄花鱼，用锅铲翻面，煎至两面焦黄，淋入料酒，加入适量清水，加盖，用大火煮至汤汁呈奶白色。

3　揭盖，放入豆腐，加入姜片，再加入鸡粉、盐、味精调味，撒入胡椒粉，拌匀。

4　再撒入葱花，盛入盘中即可。

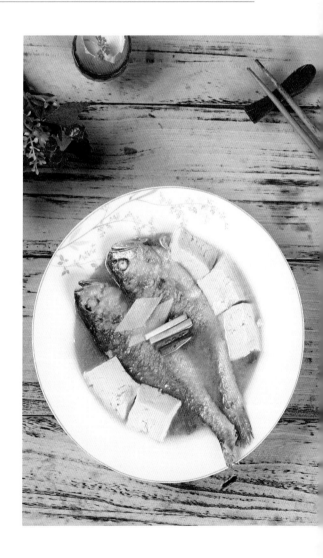

四、准爸爸做胎教老师

　　嘿，我多想把你和宝宝都捧在我手掌心里，让你们感受我最真实的温度。虽然还没有跟孩子见面，但我相信他（她）一定和你一样美丽。

1 与宝宝一起玩光照游戏

　　光照胎教法是通过对胎宝宝进行刺激，训练胎宝宝视觉功能，帮助胎宝宝形成昼夜周期节律的胎教法。光照胎教法最好从孕24周开始实施，因为此时宝宝对光开始有反应。来和宝宝一起玩玩光照的游戏吧！

　　光照胎教能促进宝宝视觉功能的建立和发育，光能够通过视神经刺激大脑视觉中枢。光照胎教成功的宝宝出生后视觉敏锐、协调，专注力、记忆力也比较好。实验证明，适当的光照对宝宝的视网膜以及视神经有益无害。

　　可以拿手电筒作为光照胎教的工具。手电筒紧贴准妈妈的腹壁，光线投入子宫，羊水因此由暗变红。而红色正是小宝宝比较偏爱的颜色，用手电筒进行光照胎教正可谓投其所好。

　　孕妈妈每天定时用手电筒微光紧贴腹壁反复关闭、开启手电筒数次，一闪一灭地照射宝宝的头部位置，每次持续5分钟。手电筒的光亮度要比较合适，不要用强光照射，而且时间也不宜过长。

　　准爸爸可以和孕妈妈一起进行光照胎教，要坚持下去、有规律地去做，才能使宝宝领会其中的含义，并积极地做出回应。

2 英文胎教从现在开始

　　胎宝宝从第7个月开始，就具有听觉能力了。表现为，当听到外界声响时，会有所反应并产生胎动，这便是胎宝宝的一种学习表现。所以，从怀孕后7个月开始至胎宝宝出生之前的这段时间，是进行英语胎教的黄金时间。

　　孕妈妈可以讲一些很简单的英语，例如："This is Mommy""It's a nice day""Let's go to the park""That is a cat"，将自己看见、听见的事情，以简单的英语对胎宝宝说话。

若要以英文进行胎教，先决条件就是孕妈妈本身的英语能力要好，能够在日常生活中很自然地说出标准的、流利的英语，能够轻松地运用两种语言来交流。有的孕妈妈觉得自己的英文能力有限、发音不够标准，或者觉得在"非英语为母语"的环境中实行英语胎教有一定的困难，那么就不要勉强进行英语胎教，可以选择一些句型简单、内容健康、重复性高的英文音像制品，借助它有趣的内容、清晰的发音、活泼的气氛，同样可以起到很好的效果。

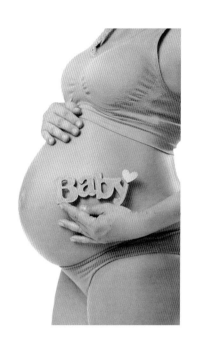

建议平时可以看些原版带有中文字幕的卡通DVD，学得既正宗又有趣。还可以买些儿童英文歌曲经常放给腹中的胎宝宝听。

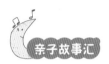
亲子故事汇

扫一扫二维码，与胎宝宝一起听故事，开启亲密亲子时光。

北风和太阳

虎口拔牙

灰太狼和小乌龟

会变魔法的喜洋洋

狡猾虚伪的狐狸

三心二意的黛洛维

兔子的月亮

自信勇敢的小鸡毛毛

五、一家人的运动

自从遇见你，我的身体里就像点燃了一把火，它每天都在熊熊燃烧，照亮我平凡的生命。如果你也有一样的激情，就让我们一起来找个方法把它们释放出来吧！

腿部运动缓解水肿

随着孕期的增加，子宫的体积逐渐变大，压迫到下肢大静脉会使下肢水肿。此时孕妈妈可以试着练习仰卧靠墙运动，将双腿上抬高于心脏，有利于血液回流入心脏，加速血液循环，缓解下肢水肿。

步骤 **1**

仰卧，双腿向上伸展靠墙，臀部贴地，双手臂于头顶伸直并且十指相交。

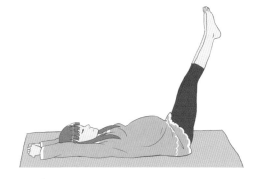

步骤 **2**

缓慢地向两旁打开双腿，两手分别放于大腿内侧。

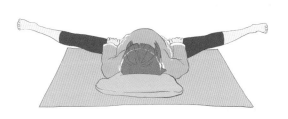

步骤 **3**

缓慢地放下双腿，身体向左侧翻转，放松。

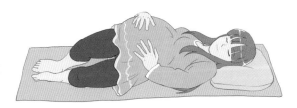

练习拉梅兹呼吸法

怀孕 7 个月以后，准妈妈可以勤加练习拉梅兹呼吸法，以帮助顺利分娩。

拉梅兹呼吸法的基本姿势

在毯子或在床上练习，室内可以播放一些舒缓的胎教音乐，准妈妈可以选择盘腿而坐，首先让自己的身体完全放松，眼睛注视着同一点。

阶段一 / 胸部呼吸法（宫颈开 3 厘米）

鼻子深吸一口气，随着子宫收缩的节律开始吸气、吐气，反复进行，直到阵痛停止才恢复正常呼吸。这是分娩开始时的呼吸法。

阶段二 / 嘻嘻轻浅呼吸法（宫颈开 7 厘米以前）

用嘴吸入一小口空气，保持轻浅呼吸，让吸入及吐出的气量相等。完全用嘴呼吸，就像发出"嘻嘻"的声音。子宫强烈收缩时，需要加快呼吸，反之就减慢。注意呼出的量需与吸入的量相同。这是用于胎儿由产道下来时的呼吸法。

阶段三 / 喘息呼吸法（子宫开至 7～10 厘米）

先将空气排出后，深吸一口气，接着快速做 4～6 次的短呼气，就像在吹气球，比嘻嘻轻浅式呼吸还要浅，也可以根据子宫收缩的程度调整速度。

阶段四 / 哈气运动（此时不用力）

阵痛开始，准妈妈先深吸一口气，接着短而有力地哈气，浅吐 1、2、3、4，接着大大地吐出所有的气，就像在吹一样很费劲儿的东西，直到不想用力为止。

阶段五 / 用力推，用于娩出胎儿（宫颈全开）

长长吸一口气，然后憋气，马上用力。下巴前缩，略抬头，用力把肺部的空气压向下腹部，完全放松骨盆肌肉。需要换气时，保持原有姿势，马上把气呼出，同时马上吸满一口气，继续憋气和用力，直到宝宝娩出。

六、贴心照料孕妈妈

时光在平静中流淌，我对你的爱每一天、每一天都在加深。能够一生陪伴你左右，照顾你、爱护你，就是我最大的幸福。

1 陪孕妈妈一起拍大肚照

十月怀胎是女人一生中最美好的回忆之一，为了给自己留下纪念，也为了将来宝宝长大了把这份美好分享给宝宝，准爸爸可以带着孕妈妈在孕期拍摄一组精美的大肚照，用镜头记录下宝宝在胎儿时期和妈妈一起成长的岁月。

一般来说，建议孕妈妈在孕七、八月之间拍摄，这个阶段肚子已经有一定的规模了，拍摄效果会比较好。最主要是这个阶段孕妈妈的精神状态比较好，体力也比较充沛。

2 与老婆一起为宝宝准备物品

到了这个月，准爸爸应该和老婆一起着手准备宝宝物品了。目前孕妈妈身体较为舒适，方便逛街购物，而且现在距离分娩还有很长一段时间，时间充裕不必着急，物品可以慢慢挑选，万一有什么遗漏也有时间再购置。通常孕妈妈会花很多时间和心思来挑选宝宝物品，准爸爸不要觉得不耐烦，有空的时候要陪妻子一起挑选，孕妈妈上街的时候要充当好她的"保镖"和"搬运工"。

3 做老婆的按摩师

孕七月，孕妈妈的肚子越发沉重，行动变得不方便起来，还容易腰酸背痛，浑身不舒服。这时候，如果准爸爸能帮她做做按摩，每天坚持，对于老婆身体的不适，有很好的缓解作用。

腰部：孕妇腰部支撑着宝宝，容易疼痛，轻柔的按摩后背能减轻痛楚，亦可松弛紧张肌肉。

膝关节：仰卧位，准爸爸用右手轻轻地握住妻子的膝盖，左手握住妻子的脚腕；保持这种体位，按照关节运动的方向，将妻子的膝部反复蜷曲、伸直。

小腿：轻按小腿，可舒缓肌肉不适，减少小腿抽筋现象。

4 给水肿的老婆泡泡脚

水肿是怀孕期间几乎无法避免的症状，尤其是在中后期时，孕妈妈水肿情况会日益严重。准爸爸这时可以考虑每天晚上睡觉之前帮孕妈妈泡泡脚。泡脚可以使末梢血管扩张，增强挤压血管力道，让静脉能够回送血液，使得多余水分不易堆积四肢末端。以40～42℃的热水泡20分钟，是比较合适的。泡脚是利用渗透压原理，刺激末梢神经，改

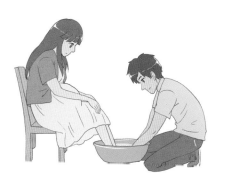

善下半身循环不良的问题。泡脚时，水深起码要高过脚踝，最好到达小腿肚，因为脚踝是人体经脉运行到脚掌的枢纽。

5 警惕老婆的不正常泌乳

在怀孕的中后期，有些孕妈妈已经开始分泌一些乳汁，其中大多数是正常的生理反应，不需要担心。

但是，准爸爸要帮助孕妈妈留意乳头上是否有其他不正常的非乳汁液体流出，因为这代表了潜在的乳房疾病。乳腺肿瘤和乳腺癌会因为怀孕的关系而导致雌激素急速上升，刺激本来就存在的雌激素依赖性肿瘤快速生长。最后会因为癌细胞快速生长而导致不正常的液体流出。

除此之外，由于乳腺管内本来就有乳汁聚积，如果有细菌感染，就会造成乳腺炎，伴随着单侧乳房的疼痛或局部肿胀，皮肤发热发红，可能会有化脓的液体流出，有臭味。如果出现这些症状，那么老公就要赶紧把老婆送到医院进行进一步检查诊断，找到真正的原因。

6 为老婆赶走孕期抑郁

随着时间的推移，孕妈妈可能会给自己制造较大的压力。这些压力主要来自对临产的担忧、对分娩疼痛的恐惧以及对哺育宝宝的不自信等。准爸爸对孕妈妈可能产生的情绪变化要有心理准备，每天都要有意识地为妻子创造一个轻松的氛围。

比如，和孕妈妈散散步、看电影，或者讲一讲白天工作上好玩的事，让孕妈妈转移一下注意力，不要让她每天只是沉浸在自己的情绪中，鼓励她有什么都说出来，有情绪都表达出来。

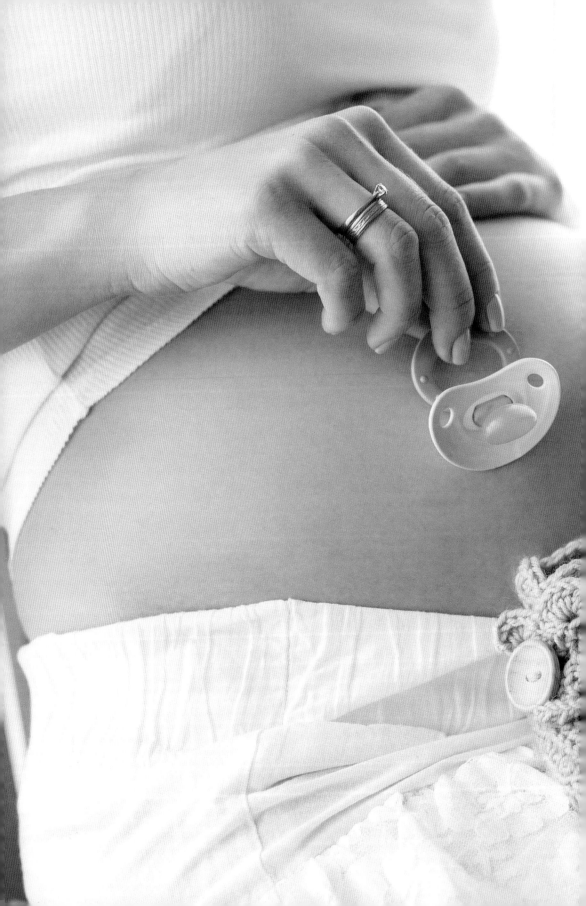

Part 9

大腹便便的孕八月

　　孕晚期开始了，我们的"万里长征"终于走完了一大半。可是，这也是孕期中另一段比较辛苦的日子。老婆，现在你就安心养胎吧，里里外外的事情都有我呢！

一、老婆和宝贝的变化

自家的小宝贝真是越来越大了，虽然你每天依旧开开心心的，但我时常看到你不自觉地揉腰，走几步路就得歇一歇，我知道你很累，也很努力，你真的很棒！

　　孕妈妈的肚子越来越大，体重增长飞快，疲劳和不适感再次出现，有时候连走路都会觉得很费劲，还总感觉胸口憋着一口气。由于增大的子宫压迫到膀胱，会出现尿频的情况。这段时间，孕妈妈的腰背部会有酸痛感，水肿和抽筋的现象也会时常出现。准爸爸一定要加倍细心，照护好孕妈妈的日常生活。

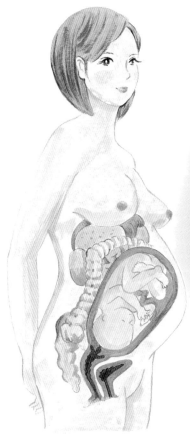

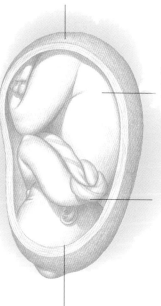

内脏器官正在发育成熟，肺部和消化系统已基本发育完成，脚趾甲已全部长出来，头发仍在继续生长。

生长速度趋缓，但体重持续增加，皮下脂肪更加丰富，皮肤淡红且变得日益光滑起来。

能够睁开眼睛，并常常眨眼睛。

大脑发育非常迅速，神经系统已较为发达，能控制呼吸和体温，对光线、声音、味道和气味更加敏感。

二、陪老婆做产检

你现在怀揣着大宝贝一定非常辛苦，身体也变得越发笨拙，不想动。所以，产检时就让我多帮点忙吧。你也不用太过担心宝贝的情况，我每次都会陪你一起去的。

①　检查胎位

进入孕晚期，孕妈妈需要经腹部和阴道检查胎位是否正常，尤其是胎位不正的孕妈妈，更需要进行阴道检查确定胎位，以此来判断能否转正并选择分娩方式。

胎位检查常有头位、臀位、横位几种结果。如果检查结果为头位，即头部朝下、脸部朝向孕妈妈的脊柱、背部朝外，提示为正常胎位，无需担心。如果是臀位、横位，则为胎位不正，尤以臀位较为常见。胎位异常会增加分娩的困难和风险，应在医生的指导下及时进行纠正。

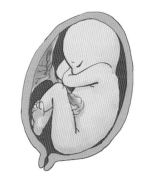

臀位宝宝易发生难产，应及时纠正

通常，孕 28 周后经 B 超可检查出胎位是否异常，在孕 32 周以后，胎宝宝的姿势和位置相对固定。所以，胎位不正最合适的纠正时间为孕 30 ～ 32 周。如果在孕 32 周以后，胎位依然不正就基本上可以确定为胎位异常了，这时需在医生的指导下考虑合适的分娩方式，并加强监护。部分胎宝宝在临产时胎位也会改变，所以，在临产前还需要再做一次 B 超，以确保万无一失。

②　胎心监护

从孕 32 周开始，孕妈妈每次产检都需要进行胎心监护，监测胎宝宝在 20 分钟内的活动情况，推测出宫内胎宝宝有无缺氧。若 20 分钟内胎动次数大于 3 次，每次胎动时胎心加速超过 15 次 / 分钟，且没有出现频繁宫缩，通常认为监测结果正常，胎儿健康。若胎动过少或无，则表示胎宝宝可能在睡觉，或有宫内缺氧等异常情况。医生通常会让孕妈妈休息一会儿或吃些东西后再做一次检测，根据实际情况来进行判断。

胎心监护有时可能会做 1 个小时，这很常见。孕妈妈可千万不要太着急，准爸爸也要及时安抚孕妈妈，陪孕妈妈多走走，帮助放松心态。

3 骨盆测量

孕妈妈能否自然分娩，跟胎位和胎儿的大小有关，也跟骨盆的大小和形态有关。为了防止由于骨盆狭窄而引起难产，在妊娠后期，医生会对孕妈妈进行骨盆测量，检查骨盆的大小和形态是否正常，以预测分娩时足月胎儿能否顺利通过。

骨盆测量的时间与内容

骨盆大小是以各骨之间的距离，即骨盆径线来表示。骨盆大小与形态，因个人发育、营养、遗传等情况而不同。大多数医院都会在孕32周左右进行骨盆测量，它包括骨盆外测量和骨盆内测量，主要测量骨盆入口和出口的大小与形态。医生通常会先为孕妈妈进行外测量，如果外测量各径线结果异常，会在几周之后进行骨盆内测量，并根据胎儿大小、产力选择分娩方式。

骨盆的大小与形态关乎能否顺产

骨盆径线的大小有一个标准值，在测量时只要结果在标准值范围内即可。

▶ 骨盆形态正常，但各径线均小于正常径线2厘米以上，可能难产。

▶ 若骨盆形态有轻微异常，各径线大于正常低值径线，也可能顺产。

▶ 若骨盆大小正常，而胎儿过大，可能会发生难产。

▶ 若胎儿较小，即使骨盆小一些，也能顺利分娩。

骨盆内测量时的注意事项

骨盆内测量时，医生会用食指和中指伸到孕妈妈的阴道内，触碰子宫颈，并适度下压以观察有无结节或触痛感。孕妈妈可能会感到紧张、不舒服，甚至疼痛。因此，在配合医生检查时，孕妈妈应先做深呼吸运动，同时放松腹部肌肉。如果孕妈妈紧张，准爸爸要从旁安慰。

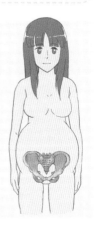

三、贴心奶爸下厨房

老婆，我知道你现在总是觉得胃胀胀的不舒服，不想吃东西，但是为了自己的身体还有咱家的小宝贝，你一定要坚持，因为现在正是他（她）营养冲刺的关键期呢。

营养小百科

进入孕八月，由于子宫和腹部的压迫，孕妈妈时常会感觉到胃胀，导致食欲下降。但此阶段孕妈妈对营养的需求只增不减，所以，准爸爸一定要安排好孕妈妈的每日饮食，重质不重量。

少量多餐，每天可吃 5 ~ 6 餐

很多孕妈妈在此时没有什么胃口，进食后容易产生胃胀、胃酸等不适感。准爸爸在给孕妈妈准备饮食时一定要注意少量多餐，准备一些既合孕妈妈口味，又清淡、易消化的食物，以减轻饱胀感，增进孕妈妈的食欲。

适当增加海产品的摄入

海产品中含有丰富的蛋白质，对孕期补充蛋白质具有重要意义。海产品也是DHA等必需脂肪酸的良好来源，尤其是海鱼。孕妈妈在孕晚期摄入足够的海产品，胎儿可从母体体内获取足量DHA，满足大脑和视网膜的发育。

坚持低盐、清淡饮食

孕八月，是糖尿病、高血压等妊娠并发症的高发期。所以，孕妈妈的饮食中一定要注意减少盐的摄入，忌吃高盐食品、腌制品等，尤其是水肿严重的孕妈妈。同时，肥腻、过甜饮食也要少吃，以免引起消化不良、体重增长过快等。

食用坚果控制好量

孕期适量食用坚果，有益于孕妈妈的身体健康和胎宝宝的大脑发育，但坚果中含有较多的脂肪，而进入孕晚期后孕妈妈的消化功能相对减弱，过量食用坚果很容易引起消化不良。建议孕妈妈食用坚果每天不宜超过50克。

2 关键营养素

均衡营养依然是本月的营养目标。在此基础上，可适当增加钙、铁、蛋白质、必需脂肪酸等营养的摄入，以保证母体与胎儿的营养需求。

碳水化合物

由于胎儿开始在肝脏和皮下储存糖原和脂肪，所以孕妈妈孕晚期一定要摄取足够的碳水化合物，以保证热量的供给和体内蛋白质的含量。

蛋白质

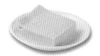

必需脂肪酸

此时，胎儿的大脑进入快速发育期，需要大量的优质蛋白质，所以准爸爸在给孕妈妈准备膳食时可适当添入鱼、蛋、瘦肉、海产品、豆制品等食物。

适当多摄入富含 DHA 的食物，DHA 可帮助胎儿大脑和视网膜的发育和完善，如海鱼、蛋黄等。α－亚麻酸可转化为 DHA，所以孕妈妈也应适当补充，如核桃。

钙

钙对于维持孕晚期胎儿骨骼系统的快速发育和母体的新陈代谢起着重要作用。可每天给孕妈妈准备 250 毫升的牛奶，或 400 ~ 500 毫升的低脂牛奶。

铁

膳食纤维

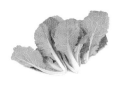

孕妈妈摄入足够的铁，不仅可以满足自身身体需求，还能为胎儿出生后的发育储备足够的铁。同时，还应补充维生素 C，可促进铁的吸收。

很多孕妈妈在这一时期容易便秘，准爸爸在膳食中不妨多添加一些含膳食纤维丰富的食物，如新鲜蔬菜、杂粮等，以促进孕妈妈的肠道蠕动。

小白菜拌牛肉末

营养功效 　小白菜和牛肉所含的矿物质能促进胎宝宝的发育；能加速孕妈妈的新陈代谢，增强造血功能。常食本品还能提高身体的抗病能力，增强体质。

 原料

牛肉	100 克
小白菜	160 克
高汤	100 毫升

调料

盐	少许
白糖	3 克
番茄酱	15 克
料酒、水淀粉、食用油	各适量

 调料

1　将洗好的小白菜切段。

2　洗净的牛肉切碎，剁成肉末。

3　锅中注水烧开，加适量食用油、盐，放入小白菜，焯煮 1 分钟，至其熟透；将小白菜捞出，沥干水分，装盘待用。

4　用油起锅，倒入牛肉末，炒匀，淋入料酒，炒香，倒入适量高汤、番茄酱、盐、白糖，拌匀调味，倒入适量水淀粉，快速搅匀。

5　将牛肉末浇在小白菜上即可。

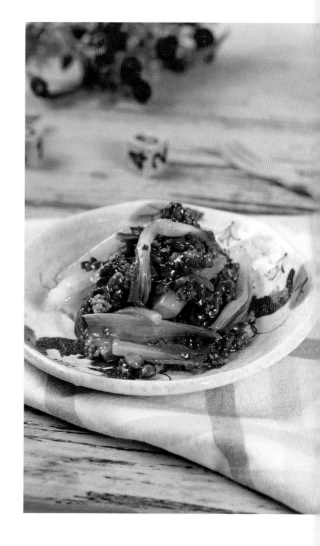

核桃菠菜

视频同步学
扫扫二维码

营养功效 核桃含有亚油酸和维生素E，有润肺、补肾等功能。此外，它还含有丰富的磷脂和赖氨酸，尤其适合孕妇食用，能有效补充脑部营养、增强记忆力。

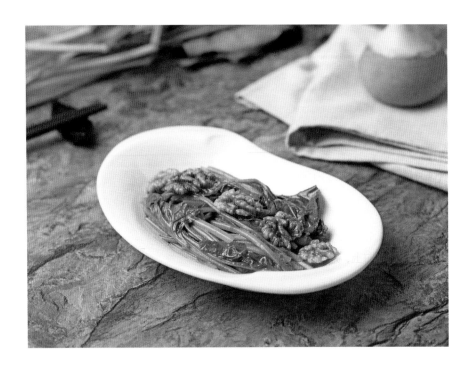

原料

菠菜	270克
核桃仁	35克

调料

盐、鸡粉	各2克
食用油	适量

调料

1 将洗净的菠菜切成段。

2 热锅注油，烧至三成热，放入核桃仁，滑油1分钟。

3 把核桃仁捞出，装入盘中，放入少许盐，拌匀，备用。

4 锅底留油，倒入切好的菠菜，翻炒匀，加入适量盐、鸡粉，翻炒至熟。

5 将炒好的菠菜盛出装盘，放上备好的核桃仁即可。

四、准爸爸做胎教老师

宝贝，你现在能更清晰地听到外面的声音了吧，或许还有了自己的思考能力和记忆力。所以，爸爸决定每天都跟你说说话，摸摸你，让你每天都开开心心的，快乐长大。

为宝宝开启阅读胎教

在胎儿七八个月大的时候，他（她）的大脑就可以捕捉到外界的信息，开始有了自己的记忆力。所以，如果准爸爸每天定时念故事给胎宝宝听，可以让胎宝宝有一种安全与温暖的感觉。毕竟，胎宝宝可是非常爱听爸爸充满磁性的声音哦。

阅读胎教可以一直延续到生产前。胎教故事可以不必太多，反复念同一则故事也无妨，这样还会令胎宝宝的神经系统变得对语言更加敏锐。阅读内容可以是一则童话故事，也可以是一本好书，还可以是一本幼儿画册，只要内容是积极向上，充满幸福、智慧、友爱的，就可以给宝宝传递一些美好的思想，让宝宝能够在一个优美的环境中健康成长。

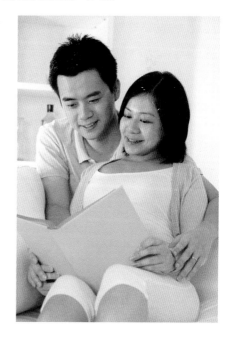

讲故事的时候，爸爸要集中精力，将注意力和感情都投入到故事中。讲故事的时候不要照本宣科地念，而是要绘声绘色地讲述，并注意声音的起伏，还可以配合表情，让胎宝宝充分感受到你的情绪变化。讲故事时声调不能过高，以免吓到胎儿。

边阅读边观察宝宝的反应

在给宝宝读了一段时间的故事之后，不妨多观察胎宝宝的反应，是否会对某些特别故事或特别句子有特定的反应。比如，当听到某句话时会踢踢脚，或是听到某个故事时变得安静，等等。这样做，不仅让胎教变得更有趣，还能根据宝宝的反应适时调整胎教方案。

2 肚皮彩绘，妈咪开心宝贝聪明

每一位孕妈妈的肚子都是一道风景，表达着伟大的母爱。然而，有些女性怀孕后觉得自己大着肚子变丑了，加上妊娠反应，心情容易变得抑郁，这对孕妇本身和胎儿都极为不利。如果准爸爸能够做一些事，既让孕妈妈展现自己的风采，高兴起来，又能给宝宝美好的感受，何乐而不为？

化身为"艺术家"吧！将孕妈妈的大肚子当作天然画布，用画笔在自家老婆的肚皮上画上可爱的图案，传递快乐、描绘心愿、播撒希望，让孕妈妈露出满足而开心的微笑。对于胎宝宝而言，伴随着舒缓音乐进行的彩绘，不仅能帮肚子里的宝宝做按摩，还能让宝宝感受到爸爸妈妈的爱，促进胎儿感官及大脑的发育。

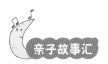
亲子故事汇

扫一扫二维码，与胎宝宝一起听故事，开启亲密亲子时光。

凡凡搭积木　　飞起来的小面团　　害羞的月亮姐姐　　可怕的巧克力

拉斐尔巧战大无赖　　老太婆变成了啄木鸟　　嗜钱如命的国王　　小瘦猴搬木头

五、一家人的运动

亲爱的老婆，现在的你已经临近预产期，越来越大的宝宝或许会让你产生些许烦躁与不安，让我们一起来运动，化解这些烦恼，安心待产吧！

1 开始盆底肌伸展运动

盆底肌伸展运动主要是伸展骨盆底肌肉的练习，能帮助孕妈妈放松身体、柔化产道，孕晚期经常练习，还有助于产后的阴道恢复。准爸爸可以协助和陪伴孕妈妈练习。

步骤 1

准爸爸准备一把椅子，让孕妈妈坐在椅子上，屈膝，挺直后背，双手放在身体的两侧，双眼目视前方。

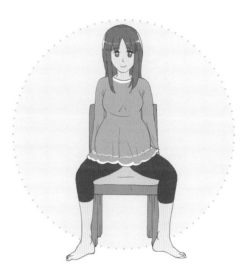

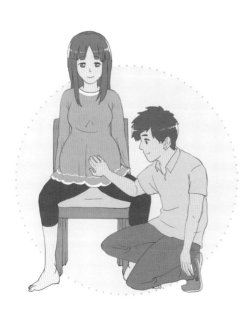

步骤 2

准爸爸蹲在旁边，将双手放于孕妈妈的下腹部，让孕妈妈将意识集中在骨盆底肌肉上。吸气，利用下背部和腹部肌肉的力量尽可能地收紧盆底肌；呼气，缓慢地放松。

2 宜做缓压练习

临近分娩，孕妈妈难免会有些产前焦虑，一般表现为睡眠质量不高、烦躁不安、情感脆弱、担心宝宝的安危等。这会让孕妈妈自身的肾上腺素分泌增加，导致呼吸加快，从而引起胎儿宫内缺氧、自身产程延长、生产时宫缩无力，甚至造成难产、滞产等不良后果。

为此，准爸爸应细心留意妻子的情绪变化，帮助她做一些缓解产前压力的练习，并及时安慰孕妈妈，尽量减少产前的担忧。

step 1　准爸爸调暗室内的灯光，让孕妈妈平躺下来，清空大脑的思绪。

step 2　协助孕妈妈牵拉伸展两个脚的脚趾，然后放松，再摇动几下双脚脚掌。

step 3　孕妈妈向上耸起肩部，保持 3 ~ 5 秒后放松，反复练习几次。

step 4　将嘴巴微微张开，绷紧面部肌肉，保持 3 ~ 5 秒后放松，反复练习几次。

step 5　闭上双眼，先深长地吸气，然后缓慢地呼气，体会身体放松的感觉。

step 6　当准备打哈欠、伸懒腰时，准爸爸扶着孕妈妈缓缓地坐立起身，结束练习。

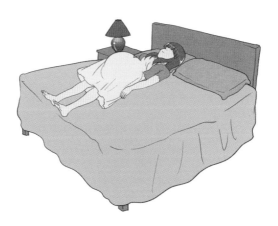

tips　缓压练习最好在睡前练习，有助于放松一天的疲劳，帮助孕妈妈快速入眠。从孕八月开始，准爸爸每天都可以陪孕妈妈练习一次，每次不超过30分钟，直到分娩。

六、贴心照料孕妈妈

老婆，现在咱什么事都得以自己的身体为先，什么事都慢着来，毕竟还有不到两个月宝贝就要生了，小心一点总没错，不舒服的时候千万不要强撑，多休息一会儿吧！

1 呵护老婆慢慢起床

为了避免发生早产，这时任何过猛的动作都应避免，孕妈妈有时候可能意识不到，这时候就需要准爸爸在旁多加提醒。比如，孕妈妈起床时，如果睡姿是仰卧，应当提醒她将身体转向一侧，弯曲双腿的时候转动肩部和臀部，再慢慢移向床边，在床上稍坐片刻后再起身站立。

2 别让她独自上下楼梯

怀孕 8 个月时孕妈妈的肚子大多很大了，行动会多有不便，由于挺着大肚子，看路也会有些视觉盲点，尤其是在下楼梯的时候。这时，准爸爸一定要尽量避免让孕妈妈独自上下楼梯，嘱咐她扶好楼梯扶手，脚下踩稳了再迈步，千万不要着急。

3 帮老婆按摩

这段时间，孕妈妈的腰背部多会出现酸痛感，脚也是肿肿的，所以她可能会不自觉地用手抵着腰部或时常锤锤腿。这时候，准爸爸应想办法帮她把痛苦减到最轻程度。比如，可以给她买双舒适的平跟鞋，嘱咐她坐下时把背挺直，尽量坐在硬质的椅子上，每天睡前帮她揉揉背、锤锤腿，等等。她可能会抱怨你啰嗦，但她的内心其实是很安慰的。

4 留心不一样的胎动

准爸爸可以每天和孕妈妈一起数胎动，不仅能和孕妈妈一起体会生命成长的奇妙，也是和胎宝宝交流的好机会，尤其是临睡前的胎动。同时，准爸爸应随时留意胎动的异常情况，并叮嘱孕妈妈勤数胎动。如果感觉胎动突然减少，应考虑胎宝宝是否在睡觉，或妈妈生病了；如果胎动突然加快，应考虑孕妈妈是否受到外界刺激，或活动量是否过大；如果胎动突然加剧，随后很快停止，应立即带孕妈妈就医，以免延误时间造成遗憾。

5 不要刺激老婆的腹部

如果出门散步或逛超市、逛街，一定要注意，别带孕妈妈到人多的地方，或在上下班高峰时期出门。因为，孕妈妈被人撞到就有跌倒的危险，可能会引起早产。平时也要注意，别让孕妈妈拿重物或高处取物，以免碰撞到腹部。

6 别让老婆频繁运动

进入孕晚期，孕妈妈就不能再频繁运动了。因为频繁运动会影响胎盘的血液供给，严重者还会引起宫缩，甚至导致早产或流产。在孕妈妈没有注意到的时候，准爸爸一定要从旁提醒，保证孕妈妈的运动适当、适量、轻松，时间不能太长。散步、孕妇保健操都是不错的运动方式，尤其是散步，对孕妈妈来说是一种适度的、有益身体的锻炼方式，也是呼吸新鲜空气的好机会。

7 做好老婆的心理保健

进入孕晚期，孕妈妈的身体负担进一步加重，而且临近分娩，许多孕妈妈都会产生一种兴奋与焦虑交织的矛盾心理，从而出现情绪不稳定、产前抑郁等心理问题。这时，准爸爸千万要引起重视，帮妻子做好心理保健。

陪孕妈妈一起学习分娩知识

上分娩课堂，了解分娩知识，可以有效减轻心理压力，解除思想负担，做好孕晚期保健，及时发现和诊治各类异常情况。

准备宝宝用品

帮宝宝准备好出生后的用品，包括宝宝的服装、日常用品；布置好居家环境，包括婴儿房的布置，家中物品的位置摆放等。让孕妈妈感受到，你很欢迎家中新成员，也很重视孕妈妈。

多陪伴孕妈妈

下班后尽早回家，多陪伴孕妈妈，多与她谈谈宝宝的情况和她自己的心情。如果发现孕妈妈情绪低落，不妨准备一些小惊喜，如一顿烛光晚餐、一份小礼物等，让孕妈妈感受到你的关心。

8 孕晚期慎房事

进入孕晚期，孕妈妈的腹部变得更大，腰酸背痛等不适也随之而来，性欲也有所减退。如果可以，尽量减少性生活，避免过强的刺激。

孕晚期性生活存在风险

怀孕后期，由于胎儿较大，子宫变得膨胀、敏感，这时候如果有强烈的机械性挤压动作作用于孕妇的腹部，很容易引起子宫收缩、泌尿系统感染等。一旦引起宫缩或感染，进而就可能导致胎盘早期剥落，甚至会造成早产、死胎等严重后果。尤其是有以下情况者，在孕晚期应严禁性生活：

▶ 以前有过早产经历或出现过早产的征兆，在怀孕的后3个月最好不要进行性生活，否则可能会引发早产。

▶ 性生活后出现阴道出血、小腹疼痛等情况一定要立刻停止，并到医院进行检查，以防出现流产现象。

▶ 如果孕妈妈患有阴道炎，不宜进行性生活，否则可能将病菌传染给胎儿。

▶ 如果准爸爸患有性传播疾病、尿道炎等，也不宜进行性生活，否则会将病菌传染给孕妇及胎儿。

注意姿势和体位

孕晚期性生活也并非完全禁止。在孕妈妈身体状况较好的情况下，进行适当的性生活，对调剂夫妻感情有帮助。只要多注意姿势和体位，控制好频率和强度，也不会伤害到宝宝。专家建议，孕晚期性生活时可以更多地采用一些后进的姿势，比如孕妇侧躺，或者是孕妇跪着同时用双手扶着床，丈夫从后面进入。

临产前1个月禁止性生活

因为这个时期胎儿已经成熟，为了迎接胎儿的出世，孕妇的子宫已经下降，子宫口逐渐张开，如果这时性交，羊水感染的可能性很大。从而导致胎儿出生后抵抗力差，容易感染疾病，产妇还易出现产褥感染。

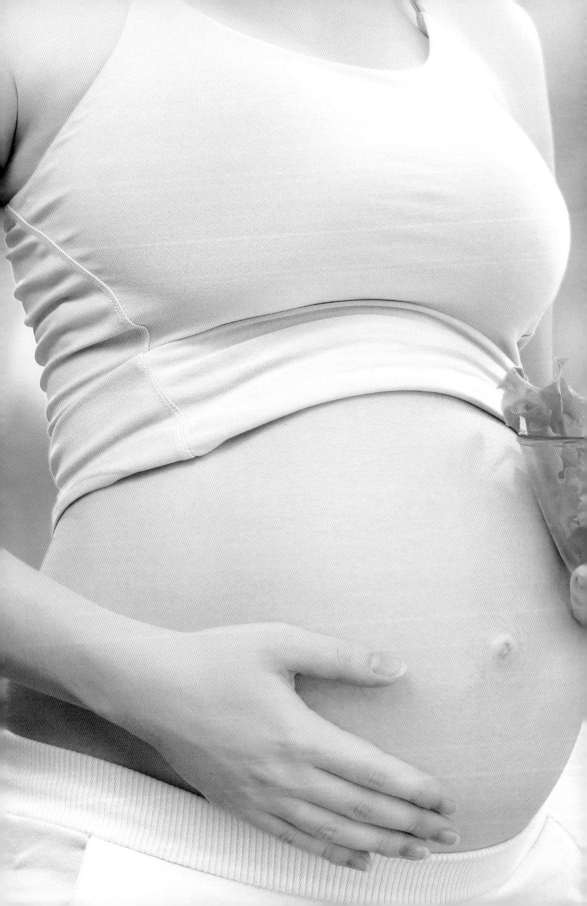

Part 10

食欲大增的孕九月

到孕九月了！还有一个多月的时间，我们的小天使就要跟我们见面了！这段时间，你食欲又好起来了，不过不要吃得太多哦，不然小天使也会长成一个大胖子。

一、老婆和宝贝的变化

每次当我抚摸着咱们的宝宝，当爸爸的感觉就会越发强烈，宝贝真的马上就要出生了，我也得让自己忙起来，准备好迎接咱们家的新成员。

　　本月，孕妈妈会感觉呼吸顺畅多了，胃胀、消化不良的现象减轻。行动更加不便，腰腿疼痛、水肿、静脉曲张等症状可能会加剧。乳房变大，应每天坚持按摩乳房，使乳腺管通畅，为哺乳做准备。由于临近分娩，很多孕妈妈可能会出现产前焦虑的情绪。这些都需要准爸爸格外留心，做好妈咪和宝贝的保护伞。

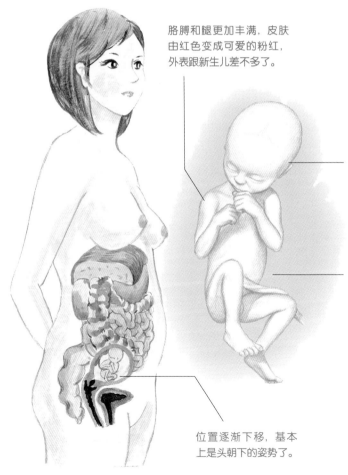

胳膊和腿更加丰满，皮肤由红色变成可爱的粉红，外表跟新生儿差不多了。

免疫系统正在发育，肺、消化系统、中枢神经系统都基本发育成熟，肝脏具备了代谢功能，肾脏已发育完全。

子宫内可以活动的空间越来越小，胎动减少了，但动作通常更有力、更明显。

位置逐渐下移，基本上是头朝下的姿势了。

二、陪老婆做产检

这些日子看着你越来越辛苦，总是很疲惫的样子，我真是恨不得代替你承受。虽然我只能做些排队、挂号、叮嘱和记录的工作，但我一直在这里，陪着你。

1 水肿检查

还有 1 个月宝宝就要出生了，孕妈妈的身体负担愈发重了，此时常有水肿的情况发生。水肿可出现在手、脚及全身，引起水肿的原因有两个：生理性水肿和病理性水肿。因为子宫增大压迫下肢，使血液回流受影响而出现的水肿，为生理性水肿；病理性水肿则是孕期全身疾病的一种表现。

通常，医生会用指压法来检查水肿。即用手指按压腿部，若指压时有明显凹陷，恢复缓慢，表明出现水肿。若休息后水肿不消退，则应测量血压。若水肿严重，还要在医生的建议下检查 24 小时尿蛋白定量、血常规、血沉、血浆白蛋白、血尿素氮、肌酐、体液免疫、心电图、心功能测定、肾脏 B 超等，以判断具体情况。水肿检查单上通常会有水肿部位、水肿原因、诊断结果几个项目，医生会根据检查结果提出预防和治疗建议，这时，准爸爸一定要做好记录，并叮嘱和监督孕妈妈执行。

2 体重监测

体重虽在每次产检时都需进行测量，但在孕晚期尤其需引起重视。若孕妈妈体重增长过快，需进行合理的饮食指导，将体重控制在正常增长范围，避免出现孕妈妈过于肥胖、胎儿过大的情况，增加分娩风险。

3 B 族链球菌检查

一般在孕 35 ~ 37 周，医生会要求孕妈妈做 B 族链球菌检查。B 族链球菌对正常健康女性并无太大影响，但若孕期检查出为阳性（携带有 B 族链球菌），胎儿经产道分娩时容易使新生儿发生感染，出现败血症、气喘、肺炎、脑膜炎等严重并发症。所以，这项检查不能忽视。B 族链球菌检查一般采取阴道和直肠取样的方法进行。如果确诊感染，可在医生的指导下注射抗生素，防止新生儿娩出时感染。

三、贴心奶爸下厨房

每当你感觉舒服一些的时候，我就想做好多好吃的给你吃，希望你和宝宝都健健康康的。不过，老婆，你也要控制好体重，不然生产的时候会很辛苦哦。

营养小百科

虽然孕期需要加强营养，但对于即将生产的孕妈妈来说，为了使胎宝宝保持一个适当的出生体重，同时也为顺利生产做准备，饮食方面尤其要引起重视。

合理安排一日三餐

不能让孕妈妈吃得太胖，当然更不能节食减肥。一日三餐一定要吃好并注意合理分配，即早餐丰富、午餐适中、晚餐量少。准备膳食时一定要注意食物的多样化和合理搭配，高糖、高脂肪食物要少吃，同时多摄入蔬菜和水果。

注意饮食卫生

给孕妈妈的饮食应该是新鲜、熟透的，尽量不要让孕妈妈吃隔夜食物。速冻、快捷食品以及一些加工的半成品，虽然方便，但存在不少卫生隐患，应少给孕妈妈食用；肉类食物在烹饪时一定要使其熟透，否则容易感染寄生虫病。

多吃鱼类和菌类

鱼类中含有优质蛋白质、不饱和脂肪酸以及多种维生素和矿物质，常吃鱼有利于胎儿发育，降低早产风险。菌类中的营养成分较为全面，常吃可提高免疫力，预防便秘和肥胖。

控制盐和水分的摄入

少食用过咸的食物，以免加重水肿。由于孕妈妈的胃容量变小，不要让她一次性喝太多水，否则会影响进食，也会加重水肿。但也不能因此减少饮水量，少量多次非常重要。

2 关键营养素

准爸爸在给孕妈妈准备膳食时，应牢记：本月营养补充的目的主要有三，一是为了均衡营养，二是为缓解水肿、便秘等不适，三是为分娩做准备。

蛋白质

本月补充适量优质蛋白质，不仅可以为孕妈妈补充营养，满足胎儿的发育需求，还可以有效预防和缓解水肿。蛋白质含量较高的食物有肉类、鱼虾类、蛋类、豆类等。

维生素 B_1

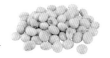

给孕妈妈多补充一些富含维生素 B_1 的食物，如粗杂粮、豆类等，不仅可以促进子宫收缩帮助分娩，对胎儿神经系统的发育也有帮助。

膳食纤维

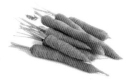

本月孕妈妈的便秘和痔疮症状可能会进一步加重，每天摄入足量含膳食纤维丰富的蔬菜、水果、粗杂粮等非常重要。

钙

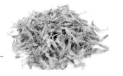

妊娠全程都需要补钙，但胎宝宝体内的钙一半以上是在妊娠期的后2个月储存的，所以本月补钙非常重要。奶和奶制品、黄豆、虾皮等都是含钙丰富的食物。

铁

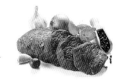

本月孕妈妈必须补充足够的铁。若铁摄入不足，会影响胎宝宝体内的铁储存，出生后易患缺铁性贫血。补铁可多吃动物血、动物肝脏、肉类等。

锌

孕晚期补充足量的锌，可以使孕妈妈子宫收缩更有力，生产更顺利。补锌最好是食补，可多吃一些含锌量高的食物，如蛋、鱼、肉、粗粮、干豆等。

3 爱心食谱推荐

胡萝卜炒牛肉

视频同步学
扫扫二维码

营养功效　富含膳食纤维和胡萝卜素的胡萝卜与富含锌、铁的牛肉同炒，孕妈妈食用不仅能增强免疫力、缓解疲劳、滋养脾胃、补中益气，还能预防贫血和便秘。

原料

牛肉	300克
胡萝卜	150克
彩椒、圆椒	各30克
姜片、蒜片	各少许

调料

盐	3克
食粉、鸡粉	各2克
生抽	8毫升
水淀粉	10毫升
料酒	5毫升
食用油	适量

调料

1　胡萝卜切成片，彩椒、圆椒切块。

2　牛肉切薄片，装碗，加入盐、生抽、食粉、水淀粉，拌匀，再倒入食用油，腌渍至其入味。

3　开水锅中，倒入胡萝卜，加入盐、食用油，拌匀，煮1分钟，倒入彩椒、圆椒，煮至断生，捞出。

4　用油起锅，倒入姜片、蒜片，爆香，倒入牛肉，翻炒至变色，放入焯过水的食材，炒匀，加入盐、生抽、鸡粉、料酒、水淀粉，炒至入味，盛出即可。

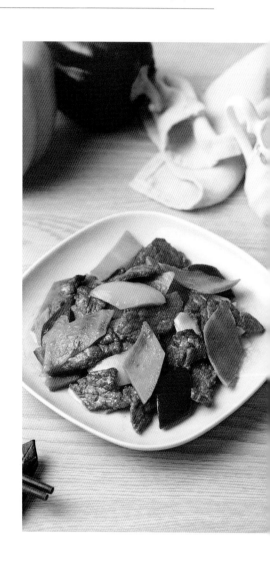

西红柿木耳鱼片汤

营养功效 本品营养丰富，有富含 B 族维生素的西红柿，有富含多糖的木耳，有富含蛋白质的草鱼，孕九月的准妈妈食用能增强抵抗力、降低早产风险。

原料

西红柿	90 克
水发木耳	40 克
草鱼肉	200 克
姜片、葱花	各少许

调料

盐	4 克
鸡粉	4 克
水淀粉	6 毫升
胡椒粉、五香粉、食用油	各适量

调料

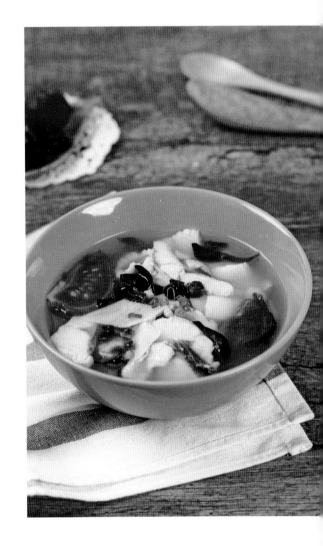

1. 洗净的西红柿切成小块；处理好的草鱼肉切成双飞片；泡发好的木耳切小块。

2. 把鱼片装入碗中，加少许盐、鸡粉、胡椒粉、水淀粉，搅拌均匀，倒入适量食用油，腌渍10分钟。

3. 锅中注入适量清水烧开，加入适量盐、食用油、鸡粉，再倒入木耳，放入西红柿块、姜片，盖上盖，烧开后用中火煮3分钟。

4. 揭开盖，倒入鱼片，搅匀，煮至沸，放入适量五香粉，拌匀，撇去浮沫，盛出装碗即可。

四、准爸爸做胎教老师

宝贝，爸爸知道你现在已经非常聪明了。每次当爸爸跟你说话或是抚摸你的时候，都能感受到你的"回应"，或动或静，这大概是爸爸每天最高兴的时候了。

1 和胎宝宝一起"唱歌"

现在，胎宝宝的感知能力进一步发展，对周围的环境开始熟悉，对母体外面的各种声音更加敏感，此时不妨让胎宝宝听些轻音乐，轻音乐会让胎宝宝有安全感，妈妈的情绪也会比较稳定。如果爸爸的歌艺还不错的话，不妨由准爸爸担起宝宝音乐启蒙老师的责任，和胎宝宝一起"唱歌"。

抓住宝宝胎动的生物钟，每天在固定的时间给宝宝哼唱几首歌曲，要轻轻的哼唱，富有感情的唱，想象宝宝也会唱歌。这时，胎宝宝一般都会有反应，比如随着歌声有规律地踢踢妈妈的肚子，或是安静地欣赏；当歌声停止，胎宝宝又会开始活跃起来，或是通过稍频繁的胎动表示"我还要再来一首呢"。这都是胎宝宝和爸爸妈妈交流的方式，准爸爸在给宝宝做胎教时不妨仔细观察，一定会发现不少乐趣。

2 帮胎宝宝做"体操"

通常，到了孕九月，胎儿体型已经非常大了，就算在妈妈腹中，也能较为明显地分辨其头、背和手脚了。这时便可以通过抚摸帮胎宝宝做"体操"锻炼，帮助胎宝宝伸展四肢，活动身体。在母腹中进行"体操"锻炼，可以增强小宝宝的肌肉活动力，宝宝出生后翻身、抓、握、爬、坐等各种动作的发育都会更早一些。

抓住胎宝宝活动的时间，伴着轻松的音乐，让孕妈妈仰卧于床上或坐在舒适宽大的椅子上，全身放松，准爸爸就可以开始抚摸了。比如，推着胎宝宝在腹中"散步"，或是按照从上到下、从左到右的顺序，轻轻地、反复地做抚摸动作。如果感受到胎儿"发脾气"用力踢脚，或是"撒娇"来回扭动，可以慢慢安慰胎儿，胎儿就会感受到来自爸爸的关心。

3 教宝宝"识字"

由于孕九月胎宝宝的大脑和感觉神经已经基本发育到与新生儿差不多的程度，所以，准爸爸还可以教胎宝宝认一些简单的字，提高胎宝宝的认知能力。这并非毫无意义，也不是简单的走形式，此时教胎儿认识一些简单的字，在宝宝出世后进行早期教育的时候，会省下不少力气。

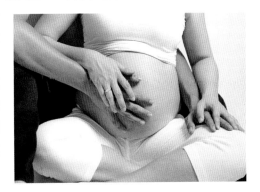

准爸爸可以一边念给胎儿听，一边在孕妈妈的肚皮上写下来，并且详细地为宝宝解释这个字。孕妈妈当然也不能闲着，最好能配合准爸爸在心里描绘这个字，这样胎教效果会事半功倍。

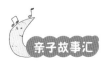

亲子故事汇

扫一扫二维码，与胎宝宝一起听故事，开启亲密亲子时光。

大家一起拔萝卜　　乐乐的小蛋壳　　乐乐乖乖　　奇怪的小老虎

神奇的"石头"　　调皮捣蛋的小企鹅　　小猴子找工作　　争强好胜的上古火凤凰

五、一家人的运动

运动，孕动，随孕而动。即使到了孕九月，一家人的运动也不能停止！只要我们的宝宝能顺利分娩，一切的付出都是值得的。老婆，你说呢？

1 做直立扩胸运动促使胎宝宝入盆

如果临近预产期，宝宝还没有任何动静，孕妈妈要加强运动。直立扩胸运动能帮助胎宝宝入盆，同时还能锻炼孕妈妈盆底肌肉的力量，增加产力。不过，为了避免意外发生，准爸爸一定要陪在身边。

步骤 **1**

准爸爸准备一张瑜伽垫，让孕妈妈站立在垫子上，两脚与肩保持同宽，身体直立，目视前方。

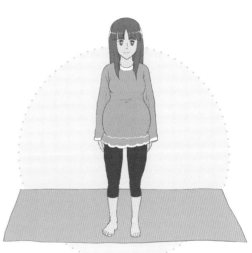

步骤 **2**

辅助孕妈妈双手握虚拳，肘关节弯曲，抬起到与肩同高的位置。拳头位于胸前，拳心向下，双手向两侧尽量打开，牵拉胸部。

27 协助孕妈妈做助产伸展式瑜伽

孕妈妈练习助产伸展式瑜伽，不仅能促进盆腔的淋巴回流和血液循环，还能舒缓臀部肌肉，有助于减轻分娩时的阻力。由于此时孕妈妈的肚子较大，准爸爸最好协助孕妈妈练习。

步骤 1

准爸爸准备一条薄毯，叠好，放在瑜伽垫上，扶着孕妈妈将双膝跪于薄毯上，双手放在双膝前的瑜伽垫上，臀部坐在脚后跟上，保持 30 秒。

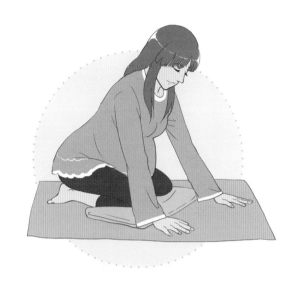

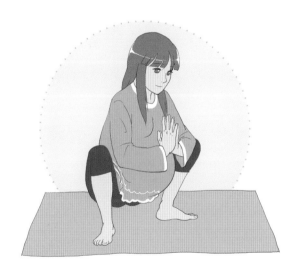

步骤 2

准爸爸将孕妈妈慢慢扶起，然后蹲下，使脚掌着地，双膝盖向外，双手合十置于胸前，保持深长的呼吸，前后轻轻地摇动骨盆和背部，增加尾骨的空间。

六、贴心照料孕妈妈

老婆，为了咱们即将出生的宝贝，你要忍受胃痛、失眠、腰酸等种种不适，我知道这些都是当妈的必经过程，但我还是好心疼，希望能尽我所能让你感觉舒服些。

1 提前选择分娩医院

选择分娩医院时，要考虑多方面的因素，这样才能最大程度规避风险。通常，准爸爸可以从如下几个方面做好功课，然后根据实际情况确定分娩医院。

医院的硬软件设施	准爸爸有必要通过多种渠道，了解当地多个医院的情况。可以上网查询、电话咨询，也可以咨询有过生产经验的朋友、熟人或亲戚，动用一切手段了解医院的相关信息，如医院的住院条件、床位是否紧张、医生的技术水平、紧急抢救设备或血源是否充足、能否选择分娩方法、分娩时能否陪床、产后有无专人护理和喂养专家指导，等等。准爸爸最好提前准备好要咨询的问题，列好清单，以防遗忘。
孕妈妈的身体情况	如果孕妈妈是高龄产妇，或在怀孕期间有高血压、糖尿病等病症，适宜选择妇产专科医院进行分娩。如果孕妈妈身体情况较为复杂，如妊娠期间患有胰腺炎、心脏病、贫血等病症，适宜选择综合医院的产科进行分娩，当发生并发症时能够及时处理。
交通方便性	应选择离家近、交通方便的医院，当准妈妈出现任何异常或羊水破裂等突发情况，能够得到及时诊治。选好医院后，还应提前选好去医院的路线，考虑到可能会延误的时间，事先想好各种解决方案。

2 准备待产包

本月，准爸爸要做好入院前的一切准备。虽然可能前几个月就已经准备得差不多了，但本月仍要重新检查一遍，以防出现疏漏。

待产包并不是胡乱准备一通，很多医院会提供部分母婴用品，所以，最好事先向准备分娩的医院了解一下，以免重复；也可以向长辈或刚生过宝宝的新妈妈请教，她们的经验往往比较丰富。待产包不宜大量采购，尤其是奶粉，奶粉只是防止妈妈奶水不足时的备用，可以少带一些。

待产包清单		
妈妈用品	衣物鞋袜	大号棉质内裤3~4条或一次性内裤若干，哺乳内衣2件，防溢乳垫若干，前开襟睡衣1~2套，出院服1套，棉质拖鞋1双（冬天要带后跟的保暖拖鞋）
	洗漱用品	毛巾3条（洗脸、洗下身、洗脚），清洁或热敷乳房的方巾2条，小脸盆2个，牙刷，牙膏，漱口杯，梳子
	护肤及卫生用品	润肤霜，护唇膏，手帕，湿纸巾，卫生纸，环保纸袋，产妇专用护垫或卫生巾，产褥垫
	餐具及其他用品	水杯，饭盒，筷子，勺子，吸管，巧克力，红糖，饼干，吸奶器
宝宝用品	衣物及床上用品	和尚领前开襟内衣2套，婴儿帽，小被子，出院服1套
	护肤及卫生用品	婴儿爽身粉，婴儿护臀霜，婴儿湿纸巾，婴儿纸尿裤或棉质尿布，隔尿垫
	喂养用品	奶瓶，奶瓶刷，婴儿配方奶粉（小袋装即可）
证件资料及其他用品	医疗文件及相关证件	孕妇保健手册（包括相关病例），户口本或身份证（夫妻双方），准生证，医保卡或生育保险卡
	通信留念	手机，数码相机，录音机或摄像机，各器具配套充电器

163

3 给孕妈洗脚、剪脚趾甲

由于腹部的增大，这时候孕妈妈弯腰都变得困难了，剪不到脚趾甲，洗脚时也很难擦干脚。这时，准爸爸一定要有"眼力"，及时代劳这些日常小事。当然，剪脚趾甲的时候一定要细心，以免伤到孕妈妈。

4 多抽时间陪陪孕妈

距离宝宝出生的时间越来越短，你的妻子可能会有紧张、焦虑等情绪，甚至晚上睡不好，这时你要对妻子格外关怀，多抽时间在家陪陪她。到了本月末的时候，注意别让孕妈妈单独外出，即使在家也最好有人陪伴。因为，此时孕妈妈很容易发生意外，一旦羊水破裂，她一人是无法应付过来的，稍有延迟就可能发生危险。

5 帮孕妈系好安全带

如果孕妈妈要外出，准爸爸就是一名好司机，一定要顾忌到孕妈妈的身体情况，慢慢开，把安全放在第一，诸如系安全带这样的小事就由准爸爸代劳吧。孕妈妈的肚子愈发大了，安全带的松紧和位置一定要适当，万一遇到紧急刹车等情况，需保证它不会挤压到肚子里的胎儿。

准爸爸在给孕妈妈系安全带时，需注意：安全带的肩带应置于肩胛骨的位置，而不是紧贴脖子，肩带部分应该以穿过胸部中央为宜；腰带要从孕妇腹部下面穿过，切忌在腹部的中间或者其他部位穿过。

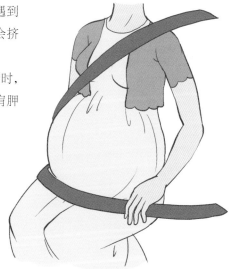

6 帮助孕妈缓解疼痛

临近生产，很多孕妈妈可能会有种浑身骨头都在疼痛的感觉，甚至在站起来或是睡觉翻身时也会有痛感。这些疼痛是生理性的，不用特别担心，但却会让孕妈妈感到难受和不适，甚至影响她们的情绪。这时，准爸爸可以采取一些措施帮助妻子缓解这些疼痛。

> ▶ **帮助孕妈妈调整睡姿**
>
> 　　在睡觉时尽量帮助孕妈妈左侧卧睡，可在孕妈妈的两腿膝盖之间夹放一个枕头，还可以把双肩垫高，在孕妈妈的手和手腕下垫上小枕头或毛巾，缓解手痛、腿疼等不适。
>
> ▶ **避免让妻子久坐、久站**
>
> 　　如果孕妈妈坐着或站着的时间长了，要叮嘱她变换姿势，可扶着孕妈妈来回走动一会儿。孕妈妈感觉疼痛明显时，可以扶她上床休息一会儿，休息时注意将孕妈妈的脚适当架高，促进静脉血液回流。
>
> ▶ **帮妻子做热敷、按摩**
>
> 　　帮妻子做局部热敷，用热毛巾、纱布或热水袋都可以。热敷完还可以做一些针对性的按摩，帮助减轻疼痛。

7 安慰好妻子的情绪

妊娠晚期，孕妈妈的心理依赖性强，更需要家人的陪伴和重视。这种现象并非娇气，而是一种正常的心理反应。如果孕妈妈经常给准爸爸打电话，准爸爸千万不能发火，不能表现出不耐烦或不高兴的样子，要理解妻子情绪上的波动，耐心倾听妻子的诉说，给妻子精神上的鼓励和安慰。准爸爸也要经常打电话给孕妈妈，询问她的身体情况，多关心她，设法保证妻子情绪的稳定。

8 调整好自己的心态

妻子马上就要生产了，准爸爸作为家庭支柱，往往也面临着各方面的压力，甚至还会和孕妈妈一样，出现产前焦虑和恐惧情绪，比如担心分娩无法顺利进行、担心孩子不健康、担心即将面临的育儿压力等。对此，准爸爸首先要做到放松、冷静，千万不要焦急，否则这种不良情绪很容易传染给本就紧张的孕妈妈。准爸爸可以通过与其他家人或朋友交流、倾诉，平时还可以通过运动、听音乐、学习分娩和育儿知识等方式来调整心态，同时做好待产前的准备，做到心中有数，紧张和焦虑情绪也会减少。

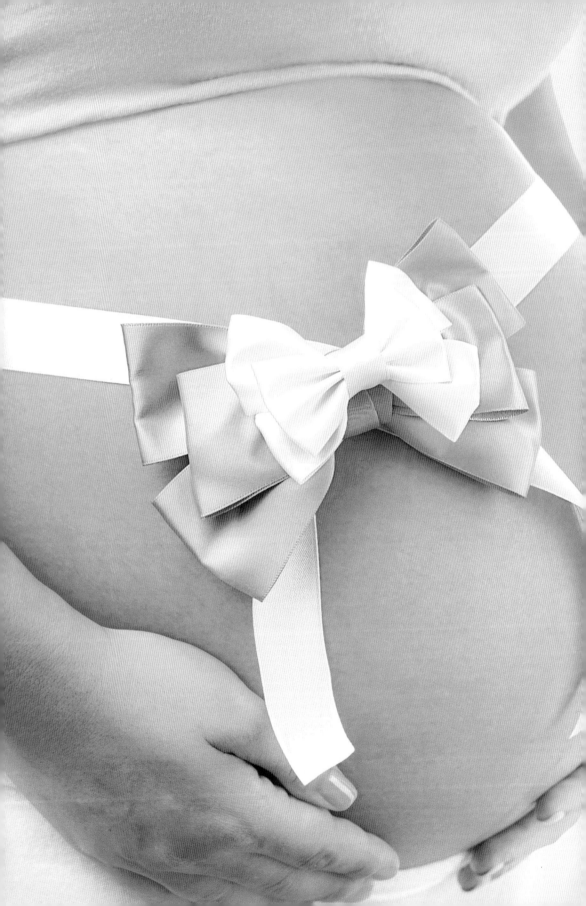

Part 11

准备分娩的孕十月

　　最后冲刺时刻终于到了，老婆，别紧张，我相信你一定能顺顺利利地把宝贝生下来。从现在开始，让我们每天都来练一练分娩热身操吧！

一、老婆和宝贝的变化

老婆，昨夜你翻来覆去很久都没有入睡，是不是我们的小天使又在调皮了？看你这么辛苦，我真心疼。不过你放心，我会随时陪在你身边。

怀孕最后 1 个月，体重还在继续增长，这时孕妈妈在为胎儿提供营养和为分娩积蓄力量。准妈妈身材变得更臃肿了，皮肤似乎也没有以前好了，脸会变得黑黑的，没有了以前的水灵。不仅如此，毛孔也变大了，皮肤变得粗糙起来，有些妈妈脸上和背上还会长出痘痘。另外，肚子上的妊娠线会越来越明显，不仅是这一条线，孕妈妈全身的汗毛都会比以前要重且长。

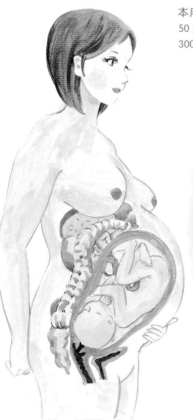

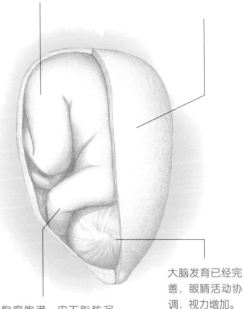

本月胎宝宝身长可长到 50 厘米，体重可达到 3000 克。

女宝宝外生殖器发育良好，男宝宝睾丸已经下降至阴囊内。

大脑发育已经完善，眼睛活动协调，视力增加。

胸廓饱满，皮下脂肪沉积、肢体强壮，皮肤变得光滑柔软，大部分胎脂脱落，胎毛几乎完全脱落。

二、陪老婆做产检

春暖花开，今天天气正好，空气中都漂浮着花朵的甜香。在我看来，你比这春花还要娇艳，我愿时时刻刻守护在你身边，寸步不离。

1 临产检查

产前一般要做阴道检查，主要是为了了解胎头衔接情况和确定胎头位置。当胎头未衔接时，可以监测骨盆形态和大小，从而检测胎头能否顺利通过阴道，顺产会不会有危险；当胎头已衔接时，可了解胎儿先露部以下的骨盆情况，从而确定分娩方式。如果孕妈妈在临产前或生产时，出现阴道流血，通过阴道检查可以确认出血原因，并采取正确的处理方案。

产妇临产后入院，医生还要为产妇做肛门检查，在临产初期约4小时检查1次。经产妇或宫缩频而强者，间隔时间可缩短。临产后，随着子宫的收缩，宫颈口会不断开大，胎儿的先露部要下降，肛门检查可以观察胎儿先露部的高低与骨盆关系，了解先露与骨盆衔接情况。

2 胎心监护必不可少

临产前为了防止宝宝发生脐带绕颈、打结等情况，医生会对胎儿进行胎心监测，避免发生胎儿缺氧的危害。临产前做胎心检查主要是检查胎儿有没有宫内缺氧的情况，还可以观察出子宫收缩的情况，比如宫缩的力度。

临产前胎心监测的方法是：在宫缩间歇时监测胎心。第一产程中潜伏期一般是1小时听1次，活跃期15～30分钟听1次；第二产程一般每隔5～10分钟听1次，每次听诊1分钟。此法能获得每分钟胎心率，但不能分辨胎心率变异、瞬间变化及其与宫缩、胎动的关系。此外，医疗条件较好的医院，可用胎心监护记录胎心曲线，观察胎心率变异及其与宫缩、胎动的关系，观察时应每隔15分钟对胎心监护曲线进行评估，宫缩频繁时每隔5分钟评估1次。此方法能比较客观地判断胎儿在宫内的状态，是医院常用的监测方法。

三、贴心奶爸下厨房

春天的百花，秋天的果，夏天的凉风，冬天的雪，我愿采集这天地间的四季精华，融汇成一碗用心制作的美食，只为献给你，我的爱人。

营养小百科

怀孕第 10 个月，需保证足够的营养，不仅是为了供给宝宝生长发育的需要，同时也是为了满足孕妈妈自身血容量增多以及其他内脏器官变化所需。

不能暴饮暴食

临产前需要注意，此时产妇既不可过于饥渴，也不能暴饮暴食。有些产妇认为"生孩子时应多吃鸡蛋长劲"，于是便一顿吃十个八个鸡蛋。这种做法常常适得其反。暴饮暴食不仅加重了胃肠道的负担，还会引起消化不良、腹胀、呕吐等。

不宜吃过多油腻的食物

临产期间，由于宫缩的干扰和睡眠的不足，孕妈妈胃肠道分泌消化液的能力降低，胃蠕动功能减弱，吃进的食物从胃排到肠里的时间由平时的 4 小时增加至 6 小时，极易存食。因此，尽量不吃难以消化的油炸或肥肉类等油性大的食物。

摄取充足的营养

最后阶段孕妇往往因为心里紧张而忽略饮食，许多孕妇会对分娩产生恐惧心理，觉得等待的日子格外漫长。这时丈夫应帮助爱妻调节心绪，做一些妻子爱吃的食物，以补充营养、减轻心理压力。

临产前的饮食安排

临产相当于一次重体力劳动，因此临产前产妇应进食高能量、易消化的食物，如牛奶、巧克力及自己喜欢的饭菜。尤其在炎热的夏天，临产时出汗多，更应好好进食、多喝水。

2 关键营养素

孕十月，孕妈妈的胃肠受到压迫，可能会影响食欲。此时，孕妈妈应该少吃多餐，合理补充营养素。

碳水化合物

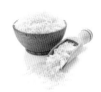

碳水化合物为肌肉运动供能，又是心肌收缩时的应急能源，也是大脑组织的唯一直接能量来源。本月孕妈妈需要为生产储备大量的能量，碳水化合物就是最好的能量来源。

蛋白质

产前最后几周，胎儿需要更多的蛋白质以满足组织合成和快速生长的需要。同时，孕妇分娩过程带给身体的亏损和产后流血等，均需要蛋白质的补充。

锌

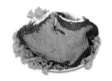

锌能帮助顺利分娩。分娩时，子宫收缩的能量由子宫肌肉细胞内的 ATP 提供；ATP 酶直接催化 ATP 分解释放能量，而 ATP 酶的活性取决于产妇的血锌水平。

铁

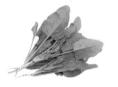

孕晚期，胎儿以每日 5 毫克的速度贮存铁，直到出生时贮存铁量达 400 毫克左右。所以，孕妈妈不要忽略了含铁的食物，每天都要补充足量的铁元素。

维生素 C

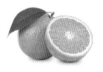

维生素 C 能增强孕妈妈的抗病能力，预防细菌的感染，并可以增强免疫系统的功能。在临产时尤其需要维生素 C，一旦缺乏可能引起胎膜早破。

维生素 E

充分摄取维生素 E 是顺利生产的重点。由于维生素 E 的存在，氧气得以输送到全身，从而解除孕妈妈的疲劳，缓解产前的紧张情绪，使肌肉得以放松。

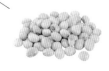

3 爱心食谱推荐

芽菜肉末蒸豆腐

扫扫二维码
视频同步学

营养功效　植物蛋白含量高的豆腐中添加动物蛋白含量高的猪瘦肉，能使豆腐的蛋白质更好地被人体消化吸收，适合给孕十月的准妈妈补充能量。

原料

豆腐	600 克
芽菜	40 克
肉末	70 克
葱花	少许

调料

盐	2 克
鸡粉	2 克
料酒	4 毫升
生抽	3 毫升
老抽	2 毫升
芝麻油	3 毫升

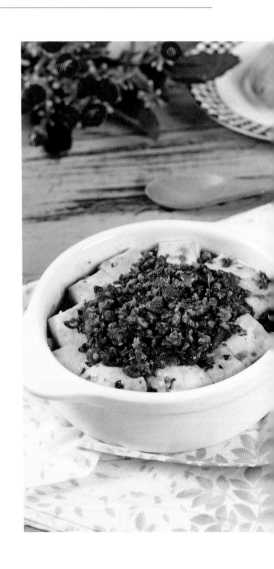

做法

1. 洗好的豆腐切成小块。
2. 取一碗，倒入备好的肉末、芽菜、葱花，放入盐、鸡粉、料酒、生抽、老抽、芝麻油，调成馅料。
3. 将豆腐块装入盘中，铺上馅料。
4. 将电蒸笼接通电源，注入适量清水至20标示线处，放上笼屉，放入豆腐块，盖上盖，调节旋钮定时15分钟，开始蒸制；旋钮回至"关"档位即断电。
5. 揭盖，将蒸好的豆腐取出即可。

西红柿面片汤

视频同步学
扫扫二维码

营养功效　西红柿含有维生素 A、维生素 B、维生素 C 和钙、磷、钾、镁、铁、锌、铜、碘等营养元素，待产的准妈妈食用后能消除疲劳、增进食欲、减少胃胀积食。

 原料

西红柿	90 克
馄饨皮	100 克
鸡蛋	1 个
姜片、葱段	各少许

调料

盐	2 克
鸡粉	少许
食用油	适量

做法

1 馄饨皮沿对角线切开，制成生面片，待用；洗净的西红柿切小瓣。

2 把鸡蛋打入碗中，搅散，调成蛋液，待用。

3 用油起锅，放入姜片、葱段，爆香，盛出姜、葱；倒入切好的西红柿，炒匀，注入适量清水，用大火煮约 2 分钟，至汤水沸腾；倒入生面片，搅散、拌匀，转中火煮约 4 分钟，至食材熟透。

4 再倒入蛋液，拌匀，至液面浮现蛋花，加入少许盐、鸡粉，拌匀调味，盛出即可。

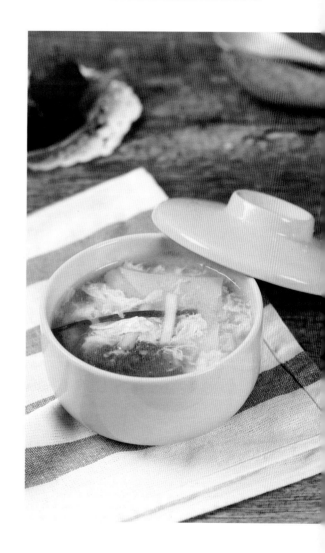

四、准爸爸做胎教老师

这几天，偶尔发作的假宫缩惹得你整日不得安宁，亲爱的，你的辛苦我都知道。在我心中你永远是最勇敢、最伟大的女人，我要把对你的爱也告诉宝宝。

1 产前情绪胎教

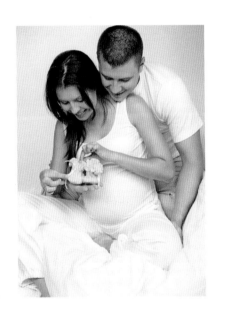

在妊娠最后阶段，孕妈妈常表现为心理依赖性强，希望寻求保护，引起丈夫的重视。这种现象并非娇气，而是一种正常的心理反应，丈夫要正视，并想办法帮妻子排解产前焦虑。孕妈妈腹壁紧绷等不适也会使她情绪烦躁，孕妈妈可能会喋喋不休，这是宣泄不良情绪的合理渠道。准爸爸可在晚间轻抚妻子的腹部，一方面是与尚未谋面的宝宝交流，另一方面减轻妻子的不适，使妻子依赖心理得到满足，焦虑情绪得到改善。总之，准爸爸应该及时承担起被依赖的重任，给妻子一个坚实的臂膀，让她心里有所依托。

准爸爸可以告诉妻子，繁育后代是女人与生俱来的能力，有了现代医疗技术的保障，生孩子早就不是一件难事，绝大多数孕妈妈都能顺利自然地完成。即使存在一些特殊问题，在医生的帮助下，也能平安地生下宝宝。与其在生产前担心这个担心那个，不如早在孕前多学一些有关的知识，增加对自身身体的了解，吸收养育宝宝的知识，增加生育健康宝宝的自信心。

2 进行形象与声音结合的语言胎教

孕期的最后1个月，语言胎教仍然是最主要的胎教方法。在进行语言胎教时，一定要体现形象美与声音美的结合。只有形象、声音、情感三者统一在一起，才形象生动，母亲才能感到语言胎教的有趣和快乐，胎儿的听觉才能感觉到美好的信息，胎儿的心灵才能留下美好的痕迹。

在进行语言胎教时，不能对胎儿念画册上的文字解释，而要把每一页的画面细细地讲解给胎儿听，把画面的内容语言化。胎儿虽然不能看到画册上画的形象或外界事物的形象，但母亲用眼睛看到的东西，胎儿可以用脑"看"到，即感受到。母亲看东西时受到的视觉刺激，通过生动的语言描述就形象化了，胎儿也就能感受到了。

像看到影视画面一样，先在头脑中把所讲的内容形象化，然后用动听的声音将头脑中的画面讲给胎儿听，这就是"画的语言"。这样，你就和胎儿一起进入你讲述的世界，你所要表现的中心内容，也就通过形象和声音输入了胎儿的头脑里。

另外，胎儿是有敏锐的感受力和学习能力的。胎儿在母亲腹中，便开始记忆母亲、甚至是父亲的声音，也因此而有舒适和安定的感觉。准爸妈如果能时常以温柔的声音和腹中的胎儿说说话，可以让胎儿有被爱的感觉。

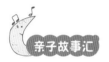

亲子故事汇

扫一扫二维码，与胎宝宝一起听故事，开启亲密亲子时光。

不自量力的小青蛙　当幸福来敲门　猴吃西瓜　虎猫一家"亲"

叫鱼而非鱼　乐乐的小黑鸡　闪电和雷鸣比速度　神奇的太阳

五、一家人的运动

老婆，看到即将临盆的你，为了宝贝能够顺利诞生，挺着大肚坚持运动，太为你骄傲了，你尽管放心地锻炼，我会一直守护在你身边的。

陪妻子做分娩热身运动

临近分娩，孕妈妈可以在丈夫的陪伴下做有助于分娩的运动，这些运动可以减轻分娩时的疼痛感，使孕妈妈在生产过程中更有力气。

提肛运动

提肛运动是用中断排尿的方法用力收缩肛门，持续 10 ~ 15 秒，再放松 5 秒，重复上述动作 10 ~ 20 次，每天可做 3 次。这种运动可以收缩盆底肌群，增强盆底肌肉的强度，从而增加会阴的弹性，让孕妈妈在分娩时更轻松，避免阴部肌肉被撕伤。

转身运动

转身运动是孕晚期锻炼背部肌肉的有效运动，经常练习可以增强背部肌肉，减轻孕晚期身体的负担，方便分娩时用力，有助于顺利分娩。此运动强度不大，适合孕晚期身体负担重的孕妈妈练习。练习的方法是：孕妈妈站立于垫子上，两脚分开，右脚向外旋转 90 度，左脚向内旋转 45 度；身体向右旋转，双手向上举，掌心相对；吸气，手臂向两侧打开，手心朝上，然后双手举过头顶，手心相对，肩部放松，身体回原；身体转向另一侧重复动作。

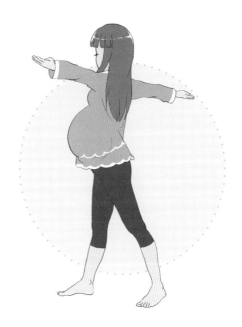

2 做一做助产运动

临产前孕妈妈做一做助产运动，有助于顺利生产。运动时，准爸爸要陪在孕妈妈身边，保证孕妈妈的安全。练习时，要把握好运动的强度，能达到锻炼效果即可。

1 靠墙站

孕妈妈站在瑜伽垫上，分开双脚，与肩同宽，腿部要保持稳定，靠着墙慢慢上下滑动身体。此运动有助于打开骨盆。准爸爸应站在孕妈妈旁边，防止孕妈妈重心不稳。

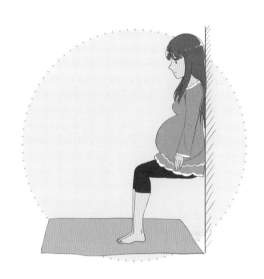

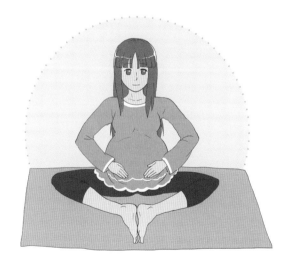

2 盘腿坐

孕妈妈盘腿坐于瑜伽垫上，双脚掌心相对，双手轻按腹部或膝盖。此运动可拉伸大腿与骨盆肌肉。准爸爸可站在孕妈妈身后，防止孕妈妈向后仰。

六、贴心照料孕妈妈

老婆，在这10个月中你太不容易了，让我深深感受到了母爱的伟大，为了表达对你的感谢和深深的爱意，在这最后的1个月里，我必当尽全力照顾好亲爱的你！

1 为老婆规划月子生活

月子期是新妈妈调理身体的最佳时期，为了新妈妈的身体在产后能够尽快得到恢复，准爸爸应该提前为老婆月子期的生活做准备。准爸爸需要提前了解新妈妈产后宜吃的食物，为产后新妈妈准备第一餐，督促新妈妈尽早下床活动，还可为老婆准备产后恢复锻炼的空间。准爸爸还应该提前向亲戚朋友打好招呼，让他们在月子期过后再来探望新妈妈和宝宝，以免打扰新妈妈和宝宝休息，同时也可以减少感染的机会。

2 密切关注老婆的临产征兆

孕妈妈接近临产时，会出现几个征兆，进入孕晚期后准爸爸就要提前了解这些征兆。在待产期，一旦发现孕妈妈出现临产征兆就要及时送往医院。

宫缩

临产时的宫缩与之前的假宫缩有所不同，一开始宫缩不规律，强度较弱，之后会慢慢变得有规律，强度越来越强，持续时间延长，间歇时间缩短。如果宫缩间隔时间在5～10分钟，每次持续时间20秒，就应该就医。

破水

羊水突然从阴道中流出，这是因为羊膜破裂从阴道流出产生的。羊水是一种无色的液体，孕妈妈用力憋住也无法阻挡羊水排出。破水后，孕妈妈应平卧，将臀部抬高，不要站立或下地走动，准爸爸应将孕妈妈立即送往医院。

见红

当子宫颈慢慢张开时，阴道就会排出少量带血的黏液，这就是见红。见红几个小时后，准爸爸就应该带孕妈妈去医院待产。

一般见红后 24 ~ 48 小时就会临产，但有些要等数天后才开始出现有规律的宫缩。见红后要保持阴部清洁，以防引起产道及宫内宝宝产前感染。如果发现见红多于月经量，或伴有血块时，应马上请医生诊治。

3 慎重选择剖宫产

虽然剖宫产的产程相对较短，能减轻孕妈妈分娩的疼痛，当宝宝出现宫内缺氧等情况时，采用剖宫产也更安全，还能在手术中清除腹腔内的其他疾病。但是，不管怎么样，剖宫产属于手术，对母婴会有一定的影响，医生一般都会建议有条件的孕妈妈选择自然生产。选择剖宫产之前，准爸爸准妈妈应该了解剖宫产手术的一些风险：

◆ 剖宫产是一次创伤性手术，存在一定的风险系数，而且术后并发症较自然生产多，手术期间的出血量也较多，术后易发生感染。

◆ 剖宫产后产妇身体恢复的速度较自然生产要慢。

◆ 通过剖宫产出生的宝宝，因为没有经过产道挤压，并发症的发生率要高于自然生产的宝宝。

◆ 选择剖宫产的妈妈更容易出现中枢神经系统抑制、喂养困难、机械通气等问题。

4 陪产准爸爸必做的事

现在医疗技术发达，准爸爸陪产已经是很常见的事。准爸爸在陪产的过程中，除了给予孕妈妈精神上的支持，还应该想办法促进生产的顺利进行。

辅导老婆用力

孕妈妈在生产过程中正确用力是使生产顺利进行的重要条件，但生产过程中由于慌张和恐惧，常会使孕妈妈忘记该如何用力。在产前准爸爸可以学习一些生产时正确用力的方法，生产时陪产的准爸爸就可以适时提醒孕妈妈该怎样做。

孕妈妈也要配合医生在 3 个产程中合理用力。在第一产程中不宜过早用力，第二产程中要随着宫缩用力，第三产程需要孕妈妈再次用力才能娩出胎盘。一般来说，正确的用力方式为：将注意力集中在产道，尽量分开双膝，脚掌稳稳地踩在脚踏板上，脚后跟用力。手紧紧抓住床的把手，并用力拉向自己这一边，背部紧紧贴在床上。

引导老婆正确呼吸

准爸爸要引导妻子在3个产程中使用不同的呼吸法。第一产程：孕妈妈要根据子宫收缩的强度来调整呼吸，当子宫收缩强烈时要增加呼吸的频率，收缩减缓时要减慢呼吸的频率，当呼吸导致用力困难时，可以采用腹式或胸式呼吸法，这样可以增加腹部压力，容易使上力气。第二产程：孕妈妈需要用力时，深深吸气后憋住气，停止用力后再轻轻呼气。第三产程：宝宝娩出后，就可以轻松地均匀呼吸了。

随时鼓励老婆

在生产时，由于疼痛、体力不支等原因，孕妈妈可能想中途放弃或者发脾气，准爸爸此时应不断给予妻子鼓励，让她积极地面对这个自然的生理过程。在生产中，准爸爸尽量把一些好消息带给妻子，告诉她身边其他人成功分娩的经验。当看到宝宝先露部位出来后，准爸爸要为妻子加油，告诉她再加把劲就成功了。在鼓励妻子的同时，准爸爸也要注意放松自己。

为妻子按摩放松

在妻子分娩前，准爸爸可以练习一些能让妻子放松的按摩动作。在练习时，妻子可以先在准爸爸身上做示范，看怎样按摩会使人感到舒服，准爸爸再按照妻子教的方法在产前多练习几次。准爸爸的按摩，有助于孕妈妈舒缓分娩的疼痛，即便孕妈妈没有感觉到疼痛减轻，但也有助于分散注意力。

今天早晨，随着一声婴儿的啼哭划破了天空的宁静，我的一颗焦躁的心落地了。从凌晨到现在是我有生以来最刻骨铭心的一段时刻，不仅仅是我们的宝宝出生了，更因为这段时刻老婆为孩子的出生经历的痛苦带给我很大的震撼。老婆，你是我们家的大功臣！我会用一辈子去呵护你们，尽我的力量为你们提供物质上的、精神上的各种条件，好好地爱你们。